_____ 님께

_____ 드림

우리 중 어느 누구도 늙기를 원하지 않습니다.

다시 젊은 시절로 시간을 되돌릴 수도 없죠.

그러나 간단한 생각만으로 젊어질 수 있다면,

어떻게 하시겠습니까?

황혼의 반란

EBS 다큐 프라임의
국내 최초 건강심리 실험보고서
황혼의 반란

펴낸날 초판 1쇄 2014년 1월 20일

지은이 EBS 〈황혼의 반란〉 제작진
기획 EBS 미디어

펴낸이 임호준
이사 홍헌표 이동혁
편집장 김소중
책임 편집 권지숙 | **편집 1팀** 윤은숙 김송희
디자인 이지선 왕윤경 | **마케팅** 강진수 김찬완 권소회
경영지원 나은혜 박석호 | **e-비즈** 표형원 이용직 유영경 배은지

인쇄 ㈜자윤프린팅

펴낸곳 비타북스 | **발행처** ㈜헬스조선 | **출판등록** 제2-4324호 2006년 1월 12일
주소 서울특별시 중구 태평로1가 61 | **전화** (02) 724-7676 | **팩스** (02) 722-9339
홈페이지 www.vita-books.co.kr | **블로그** blog.naver.com/vita_books | **페이스북** www.facebook.com/vitabooks

© EBS, 2014

이 책은 저작권법에 따라 보호를 받는 저작물이므로 무단 전재와 무단 복제를 금지하며,
이 책 내용의 전부 또는 일부를 이용하려면 반드시 저작권자와 ㈜헬스조선의 서면 동의를 받아야 합니다.
책값은 뒤표지에 있습니다. 잘못된 책은 바꾸어 드립니다.

ISBN 979-11-85020-20-4 13510

- 이 도서의 국립중앙도서관 출판시도서목록(CIP)은 서지정보유통지원시스템 홈페이지(http://seoji.nl.go.kr)와 국가
자료공동목록시스템(http://www.nl.go.kr/kolisnet)에서 이용하실 수 있습니다. (CIP제어번호: CIP2014000352)

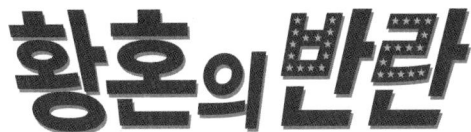

EBS 미디어 기획
EBS 〈황혼의 반란〉 제작진 지음

바타북스

추천사

시계를 거꾸로 돌려라, 늙는다는 것은 선택이다!

많은 사람이 그렇듯 당신도 부모나 조부모가 늙어가는 모습을 보는 것이 두렵나요? 그들이 약해지는 모습을 보는 것이 당신을 우울하게 만들기도 하지만, 어쨌든 돌봐주어야 한다는 부담 때문에 그런 건 아닌가요? 아니면 자신의 노화를 생각하게 하나요? 나이가 들었을 때, 좋아하는 텔레비전 프로그램의 재방송을 기다리며 안락의자에 앉아 있는 자신의 모습을 상상하나요? 의학적 치료와 유지 장치의 도움을 받아 가능한 한 우아하게 늙어가기를 바라나요? 인생에서 한걸음 물러나 앉아, 어쩔 수 없는 신체적·정신적 노쇠를 예상하면서 과거의 일과 성취감을 회상하는 모습을 상상하나요?

저는 당신이 그러지 않았으면 합니다. 시간이 흘러간다는 건 어쩔 수 없는 삶의 이치이지만, '의식을 집중해서 산다는 것'은 늙어가는 것조차 '선택'이란 것을 의미합니다.

1979년에 시행한 초기의 〈시계 거꾸로 돌리기 연구〉 참가자들은 나이 드는 것을 이겨냈을 뿐 아니라, 점점 젊어지듯이 보였습니다. 이 연구는 사람들의 의식을 과거로 되돌리면, 신체에 어떤 영향을 미치는지 알아보기 위함이었습니다. 실험의 영향을 평가하기 위해 시작 전, 생리적인 능력(청력, 기억력, 악력, 걸음걸이 속도, 균형감각 등)을 측정하였습니다. 우리 연구팀은 20년 전의 생활환경(20년 전 음악, 잡지, 옷, 최근 일들에 대한 이야기)을 재현하기 위해 새로운 장소를 만들어냈습니다. 이를 통해 참가자들은 과거의 젊었던 자신의 마음가짐으로 돌아갈 수 있었습니다.

많은 기대와 약간의 우려 속에서, 우린 연구를 시작했습니다. 일주일 동안 참가자들은 마치 그들이 20년 전을 사는 것처럼 서로 어울려 '최근'의 일들에 관해 이야기하고, 그해에 본 영화에 대해 이야기하며, 그들의 삶을 공유했습니다. 연구 막바지에 이르자 참가자들은 모든 측정 분야에서 젊어졌습니다. 더불어, 참가자들은 연구 후 외형적으로도 눈에 띄게 젊어 보였죠.

만약 노인들이 그들의 일상에서 이런 놀라운 변화를 만들어낼 수 있다면, 우리도 그렇게 할 수 있습니다. 의식을 집중해서 산다는 것은 노인들이 가진 위축된 마음가짐과 그들 스스로 한정 지은 건강과 행복의 한계에서 우리를 자유롭게 하는 것이며, 우리 자신이 건강의 수호자가 된다는 중요성에 감사하며 사는 것입니다.

한국에서 이러한 연구가 재연됐다는 것은 저에게는 매우 의미 있는 일입니다. 왜냐하면 한국의 문화는 많은 점에서 미국과 다르고, 한국에서의 결과는 이러한 현상이 얼마나 확실한 것인지 말해주기 때문이죠.

따라서 우리는 이 〈시계 거꾸로 돌리기 연구〉가 세계의 모든 사람들에게 실현 가능하다고 생각하여, 세계 곳곳에서 진행하고 있습니다 (http://langermindfulnessinstitute.com에서 확인해볼 수 있습니다).

엘렌 랭어(하버드대학교 심리학과 교수)

프롤로그

'100세 시대'는 축복인가 재앙인가, 당신의 마음먹기에 달렸다

2011년.

심의실 근무 중 이대로 정년을 맞이하는 것보다 내 본업을 찾아야 겠다는 생각을 하게 된다. 심의위원들은 대부분이 제작 경력 20년 이상의 베테랑 PD들이다. 이런 그들이지만 나이 먹어가는 것은 피할 수 없나 보다. '건강'과 '정년 이후의 삶'에 대한 이야기가 늘 화제의 중심이다. 이야기를 하다 보면, 그들의 건강과 정년 이후의 삶에 대한 인식은 우리 아버지 세대의 그것과는 사뭇 다름을 느낀다. 정년 이후의 생존 기간이 우리 아버지 세대보다 훨씬 길어져서, 만 58세쯤에 회사를 마친다면 대략 20~30년 가까이를 뭔가를 하면서 지내야 한다는 계산이 나온다. 그래서 오늘날의 50대는 과거의 그들보다 고민이 더 많아 보인다.

과연 우리 앞에 도래한 '100세 시대'가 축복인가 재앙인가에 대한 고민에 빠져들었다. 재앙 쪽에 무게를 두고 구곡순담(전남 구례·곡성, 전북 순창, 전남 담양) 장수지역을 취재하기도 하고, 국내 최고의 장수 전문가들을 만나보기도 했다. 세대갈등의 이유를 알아보기 위해 사회학, 심리학 등의 서적을 뒤져보기도 했다. 그러나 100세 시대에 대한 명확한 답은 어디에도 없었다. 인류가 겪어보지 못한 새로운 양상이 우리 앞에 기다리고 있는 것이었다.

그렇다면, 우리 인간의 노화와 수명에 영향을 미치는 것이 익히 들어 알고 있는 의·과학뿐일까? 이런저런 의문에서 시작된 이 프로젝트는 우여곡절을 겪으며 지금의 구성, '시계 거꾸로 돌리기'를 찾는다. 수차례의 기획·구성 회의를 거치며 나온 구성안은 13가지 버전, 페이퍼로 정리된 구성안 횟수로는 약 17번째 정도다. '마음가짐'이 가지고 있는 힘을 눈으로 직접 확인해볼 수 있는 실험을 찾기까지 약 6개월 정도의 시간이 걸린 것이다.

'무엇이든 마음먹기에 달렸다.'

이것을 직접 실험으로 확인한 하버드대학교 심리학과 엘렌 랭어(Ellen J. Langer) 교수. 하버드대학교 최초의 여자 종신교수인 그녀는

1979년에 일명 〈시계 거꾸로 돌리기 연구(Counterclockwise Study)〉라 불리는 실험을 진행한다. 1979년 9월, 70대 후반에서 80대 초반의 노인 8명은 1959년으로 꾸며진 곳에서 일주일 동안 생활하게 되는데… 놀랍게도 1959년의 세상에서 스스로의 힘으로 일상을 영위한 지 단 일주일 만에, 노인들은 50대로 돌아간 것처럼 신체 나이를 20세 이상 거슬러 올라가 시력과 청력, 기억력, 악력 등이 향상되고 체중이 느는 등 실제로 '젊어졌다'!

이것은 다른 어떤 의·과학적 가설들을 확인한 것보다 눈을 번쩍 뜨이게 하는 놀라운 연구 결과였다. 이 연구에 대해 좀 더 자세히 알아보고자 만난 전문가들의 수만 해도 양손을 다 쓰고도 모자란다. 그렇게 전문가를 만나고 수많은 날을 공부하며 '2012년 한국판 시계 거꾸로 돌리기 실험'이 탄생하기까지 2012년의 여름은 그 어느 때보다 뜨거웠다.

전체 프로그램 제작비의 3분의 1 투여, ENG 카메라 2대, VJ 5명, 무인카메라 10대, 조명팀, 소품팀, FD, 작가, 차량 등 총 동원 인원 약 30여 명. 여타의 예능 프로그램에 버금가는 규모였다. 이 정도의 규모로 촬영을 일주일간 진행하는 것은 PD 경력 25년여 만에 처음이었을 뿐만 아니라, EBS에서도 처음 있는 일이었다. 무모한 선택일 수 있다는 주위의 걱정 앞에 내심 담담한 척했으나, 이 모든 인원들을 끌고 가야 하는 입장에서 걱정이 이만저만이 아니었다.

6명의 실험 참가자를 선정하기 위해 세 배수 이상의 사람들을 만났다. '78세 가수 한명숙, 78세 성우 오승룡, 81세 프로레슬러 천규덕, 82세 코미디언 남성남, 86세 배우 하연남, 89세 사진작가 김한용' 이렇게 최종 선정된 6명을 포함해 가족들의 동의도 받았다.

논문 자료로만 남아 있는 실험을 국내 최초로 확인하는 작업을 한다는 것이 매우 의미 있는 일이기는 하지만, 실험 결과에 대한 걱정과 두려움을 동반하는 것도 사실이었다. 실험 첫날에 돌입하기까지 과연 이 결과가 논문과 같을지 몇 번이나 되뇌고 물었는지 모른다.

다행히 일주일간의 실험 기간 동안 평균 나이 82.6세, 고령의 참가자들은 건강에 어떠한 이상이나 응급상황도 없었으며, 30여 명의 스태프들은 모두 한마음으로 함께해주었다. 일주일간의 실험 전후로 참가자들을 대상으로 신체 및 정신 기능 검사를 진행했는데, 그 결과는 매우 놀라웠으며 이들의 변화는 표정과 행동을 통해서도 가늠해볼 수 있을 정도였다. 이 결과를 가지고 미국 하버드대학교 엘렌 랭어 교수를 찾아갔고, 그녀의 '몸과 마음이 하나다. 따라서 우리의 마음을 어디에 놓든지 몸은 따라갈 수밖에 없다'라는 말이 사실임을 다시 한 번 확인해볼 수 있었다.

프로그램을 처음 기획할 때 했던 고민, '100세 시대가 과연 축복인가 재앙인가'에 대한 답은 아직 명확하지 않다. 그러나 과거부터 이어지고 있는 노인에 대한 고정관념에 얽매인다면 100세 시대는 재앙이 될 것이다. 따라서 우리 모두—젊은이는 노인에 대한, 노인은 노인 스스로에 대한—가 고정관념에서 자유로워질 때, 100세 시대는 최소한 재앙으로 다가오지는 않을 것이다.

일주일의 변화 결과는 2012년 10월의 실험 당시부터 2013년 12월의 지금까지 이어지고 있으며, 이를 가장 가까운 곳에서 확인한 제작자로서 매우 감동적이다. 또한, 자신의 변화를 텔레비전 프로그램뿐만 아니라 책에 공개할 수 있도록 허락해주신 6명의 참가자들께 진심으로 감사드린다.

쉽지 않은 프로그램을 위해 함께 애써준 스태프들과 출연에 응해준 6인의 용감한 출연자들, 국내 최초의 실험을 진행하기 위해 노력해주신 많은 전문가들, 그리고 텔레비전 프로그램에서 책으로 출판되기까지 응원을 아끼지 않았던 제작진의 가족들에게도 감사의 말을 전한다.

EBS 건강심리보고서 〈황혼의 반란〉 제작진을 대표하여
황인수 PD, 김미안 작가 드림

CONTENTS

추천사 시계를 거꾸로 돌려라, 늙는다는 것은 선택이다! • 4
프롤로그 '100세 시대'는 축복인가 재앙인가, 당신의 마음먹기에 달렸다 • 7

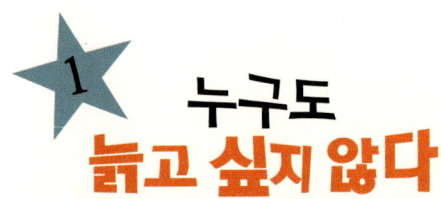

1 누구도 늙고 싶지 않다

대한민국은 빠르게 늙고 있다 • 19
1%의 노인이 빠르게 노인국을 만들고 있다 • 21

우리가 생각하는 노인은? • 24
노인을 위한 나라는 없었다 • 27
노인의 부정적 이미지는 본능이다 • 30

노인 스스로 생각하는 노인의 모습도 약하다 • 35
스스로 보호색에 숨는 노인 • 37

누구도 늙기를 원하지 않는다 • 39
노화 현상에 대한 부정적인 생각이 노화공포를 부른다 • 41

의·과학으로 거스를 수 없는 노화 • 43
의·과학에 기대어 얻는 수명은 불과 2.5년 • 46

마음만으로 젊어질 수 있다!? • 49
1979년 시계 거꾸로 돌리기 실험 • 51

2012년 한국판 시계 거꾸로 돌리기 실험 • 55

대한민국 대표 시니어 5인
시간여행을 떠나다

시간여행을 떠날 참가자 찾기 • 63
시간여행 참가자 6인 • 66

6인을 알아가는 첫 번째 단계, 면담 • 78

시간여행을 위한 장소 준비 • 88
시간여행을 위한 장소 꾸미기 • 90
1982년을 대표하는 것들 • 96

참가자들의 변화를 확인하기 위한 1차 신체 및 정신 기능 검사 • 98

오리엔테이션과 기능 검사 결과 • 104
심각한 우울증과 모든 신체기능이 떨어진, 한명숙 씨 • 107
노화에 대한 불안이 깊은, 오승룡 씨 • 112
삶에 대한 후회로 자신감이 없는, 남성남 씨 • 116
자신이 만든 틀에서 벗어나지 못하는, 하연남 씨 • 118
극과 극의 학습능력 소유자, 김한용 씨 • 121
반전의 시작, 천규덕 씨 • 124

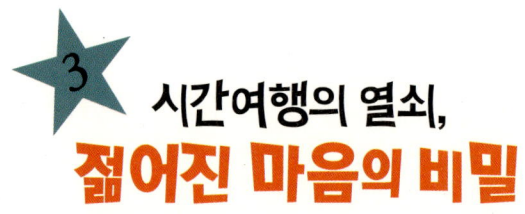

3 시간여행의 열쇠, 젊어진 마음의 비밀

일주일간의 시간여행 일정 • 129

2012년 노인이었던 자신은 잊어라! • 136

시간여행 첫째 날:
시간여행으로 출발! • 140 / 30년 전 나처럼 짐 스스로 옮기기 • 147 / 웰컴파티 • 153

시간여행 둘째 날:
일정에 집중하기 • 161 / 30년 전 자신의 모습과 가까워지기 • 165

시간여행 셋째 날:
상황에 맞는 통제력 발휘하기 • 173 / 과거의 아쉬움을 해소하는 개별 일정 • 177
1982년으로 몰입하며 변화하는 참가자들 • 180

시간여행 넷째 날:
통제력, 그 놀라운 힘 • 186 / 다시, 의식의 집중을 통한 통제력 상승 • 193
30년을 오가며 다시 젊어진 참가자들 • 200

시간여행 다섯째 날:
남이섬에서 새로운 1982년의 추억을 만들다 • 206

시간여행 여섯째 날:
엔딩파티 • 212

시간여행 일곱째 날:
시간여행의 마지막 여정 • 216

• 젊어지는 첫 번째 조건: **의식의 집중** • 158   • 젊어지는 두 번째 조건: **통제력** • 184
• 젊어지는 세 번째 조건: **행복감** • 210

4 시간여행이 만들어낸
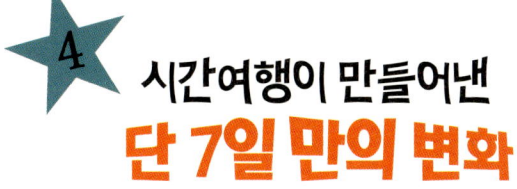
단 7일 만의 변화

지팡이로부터 자유로워진, 한명숙 씨 • 223
불신을 뛰어넘어 가장 크게 변화한, 오승룡 씨 • 232
자신감을 얻어 활력을 찾은, 남성남 씨 • 239
가면을 벗고 좀 더 젊어진, 하연남 씨 • 245
소통으로 젊어진, 김한용 씨 • 251

5 신(新) 노인의 조건,
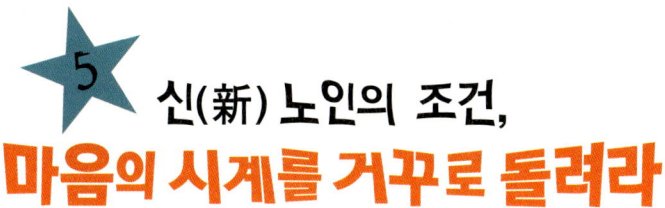
마음의 시계를 거꾸로 돌려라

고정관념이 공포증을 증폭시킨다 • 261

긍정적인 마음은 수명도 연장시킨다 • 265
웃음이 평균수명을 늘린다 • 268

고정관념에서 벗어나면, 변화는 시작된다 • 271
과거의 노인과 현재의 노인은 다르다 • 272

신(新) 노인의 조건, 마음 • 276
노인을 위한 두 가지 시나리오 • 280

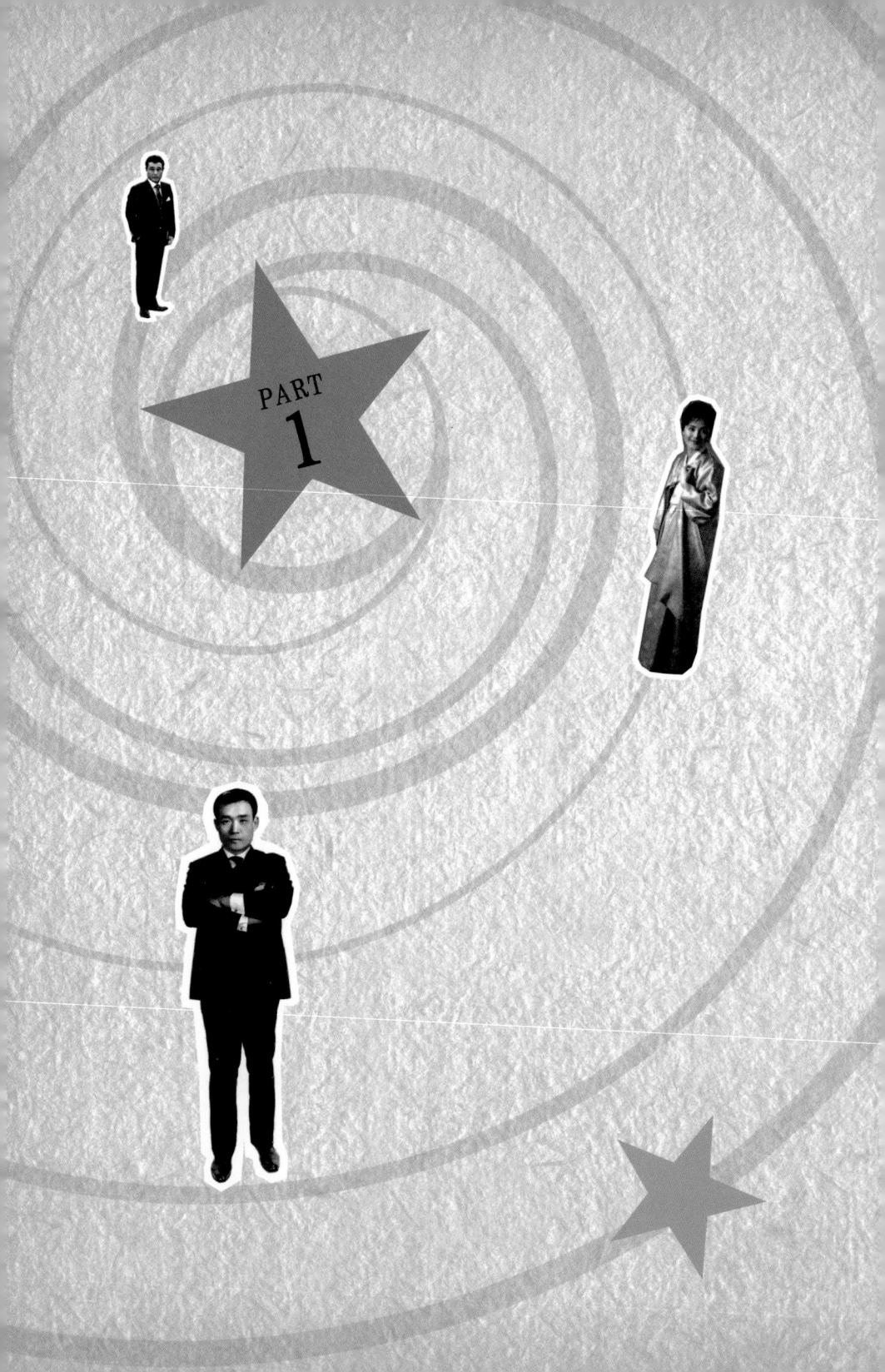
PART
1

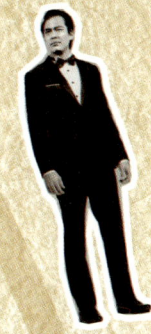

누구도
늙고 싶지 않다

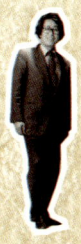

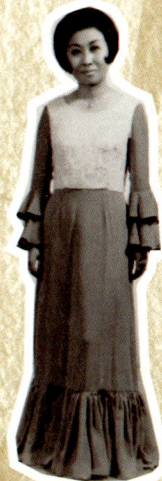

대한민국은
빠르게 늙고 있다

우리가 흔히 하는 말처럼, 정말로 나이를 거꾸로 먹을 수만 있다면 얼마나 좋을까? 그러나 안타깝게도 우리 중 어느 누구도 나이 드는 것을 피할 순 없다. '나이가 든다'는 말은 '노화가 진행된다', 즉 '점점 더 늙어간다'는 의미다. 어느 학자는 인간은 태어나면서부터 노화가 시작된다고 하고, 또 다른 학자는 25세부터 본격적인 노화가 시작된다고 말한다. 노화의 정확한 시작점이 언제인지는 개인마다 차이가 있겠지만, 확실한 것은 우리 중 어느 누구도 노화로부터 예외가 될 수 없다는 것이다(사고나 질병 혹은 아주 특별한 의학적인 경우를 제외하고 말이다).

해가 바뀔 때마다 우리는 각종 매체를 통해 평균수명을 확인한다. 가장 최근 발표된 우리나라의 평균수명은 여성 84.0세, 남성 77.3세다. 해마다 평균수명이 늘고 있어, 2012년 2,386명인 100세 이상 인구가 2030년에는 1만 명, 2040년에는 2만 명에 육박할 전망이라고 한다. 더 이상 '100세 시대'는 특별한 누군가만을 위한 것이 아니게 된 것이다. 그렇다면, 진시황이 그렇게 원하던 불로장생(不老長生)이 가능해진 것 아닌가! 이쯤 되면 감탄사가 절로 나와야 할 텐데, 높아지고 있는 평균수명에 대한 우려의 목소리가 감탄사보다 더욱 커지는 것은 왜일까?

현재 평균수명을 기준으로 만 58세에 정년을 맞는다고 가정할 때 은퇴 후 대략 20년가량의 시간이 생긴다. 만약 100세까지 산다면, 40년이 넘는 시간이 생기는 셈이다. 과연 우리는 무엇을 하며 그 많은 시간을 보내야 하는 것일까? 그래서 요즘은 40대 후반만 되어도, 너 나 할 것 없이 '건강'과 '정년 이후의 삶'을 이야기의 화제로 삼는다. 이 '건강'과 '정년 이후의 삶'에 대한 인식이 우리 아버지 세대의 그것과는 사뭇 다르다. 그 이유는 정년 후의 생존 기간이 너무도 길어졌기 때문이다. 우리의 아버지 세대는 60만 넘으면 일보다는 앞으로 다가올 죽음에 대한 대비를 했다. 은퇴 후 걱정 없이 자식들의 봉양을 받고, 동시에 그것을 받는 데 매우 익숙한 세대다. 그러나 지금은 과거와 비교도 할 수 없을 만큼 먹고살아야 할 시간이 너무나 길어졌다. 그렇다면 100세 시대는 과연 축복일까, 재앙일까?

1%의 노인이 빠르게 노인국을 만들고 있다

100세 시대에 대한 명확한 답은 그 어디에도 없다. 인류가 단 한 번도 겪어보지 못한 새로운 양상이 우리 앞에 기다리고 있는 것이다. 현생인류 출현 이후 수만 년, 그리고 역사가 기록되기 시작한 이후 수천 년간 30세 안팎에서 거의 변하지 않던 인류의 수명이 불과 100여 년이라는 짧은 역사 속에서 가히 혁명적으로 늘어났다. 즉, 인류 역사의 99.9% 시간 동안 노인 인구는 전체 인구의 1% 미만이었다. 그냥 스쳐지나가는 세대가 바로 노인이었던 것이다.

그렇기 때문에 그동안 노인세대에 대한 연구는 할 필요가 없었다. '노인학'이라는 명칭으로 노인연구가 본격적으로 시작된 것도 불과 50년, 국내는 겨우 15년 정도다. 이런 실정이다 보니 현재 '노인', '장수', '고령사회'에 대한 연구는 너무도 빈약하기 짝이 없다. 또한 확인되지 않은 속설과 검증 단계에 있는 가설들만 무성하다. 그동안 학자들에게 노인연구는 해봐야 별 이득이 없는 것이라는 인식이 컸고, 정치적으로도 아직 일어나지 않은 먼 미래의 일이기에 언제나 정책적 우선순위에서도 밀렸다. 즉, 노인은 누구에게도 관심을 끌지 못하고 보이지 않는 사각지대에 놓여 있었던 것이다.

그러나 누가 알았겠는가, 노인의 수가 이렇게 늘어나리라는 것을…. 이제 고령화는 전 세계적인 문제로 지목되고 있다. 총인구에서 65세 이상 인구가 차지하는 비율이 20% 이상일 때 '초고령사회'라고 부르는데, 우리가 일명 선진국이라 부르는 미국, 유럽, 일본 등과 같은 나라는 이미 초고령사회에 진입한 지 꽤 되었다. 우리나라도 예외는 아니다. 머지않아 우리나라가 맞이할 초고령사회는 앞에서 언급한 나라들과 그 양상이 조금 다르다. 초고령사회가 되기까지 프랑스는 154년, 미국은 86년, 이탈리아는 74년, 일본은 36년이 걸렸다. 그런데 우리나라는 앞으로 18년 후면 초고령사회가 될 것이라고 한다. 이렇듯 우리나라의 고령화 속도는 일찍이 세계에서 유례를 찾아보기 어려울 정도로 빠르다.

  2005년까지 우리나라의 어린이 인구는 노인 인구의 두 배가량이었다. 그러나 2020년에는 65세 이상의 노인들이 15세 미만의 어린이들보다 많아질 것이라는 전망에 무게가 실리고 있다. 이것은 우리나라가 어린이보다 노인이 많아지는 '노인국'으로 변해가고 있음을 의미한다.

우리가
생각하는 노인은?

준비할 시간도 없이 어느새 눈앞까지 다가온 초고령사회. 최근 들어 심각성을 파악한 정부 및 여러 사회단체 등에서 우려의 목소리가 높아지고 있다. 그러나 우리가 생활하고 있는 사회는 미처 그 심각성을 받아들이지 못하는 듯하다. 그래서 〈황혼의 반란〉 제작진은 '노인', '노화'에 대한 화두를 전면으로 내세우는 것이 시급하다고 생각했다. 먼저, 우리 사회가 가지고 있는 노인과 노화에 대해 산재된 이미지들을 모으기 시작했다. 과연 우리는 노인과 노화에 대해 어떻게 생각하고, 느끼고 있을까?

❝ 얼마 전부터 젊은이들 사이에서 '노인은 일도 안 하고 밥만 축낸다'는 인식이 번지고 있었다. 학자들은 '노인 때문에 국가 재정이 바닥난다'고 주장하고 대통령은 '노인을 불사의 로봇으로 만들 수 없다'며 의료지원을 대폭 삭감한다. 레스토랑에는 '70세 이상 노인 출입금지'라는 팻말이 걸리고 광고제작자들은 '반노인 캠페인'을 벌인다. 이런 상황에서 정부는 노인들을 'CDCP(휴식·평화·안락센터)'라는 기관에 끌고 가 독극물을 주입해 생명을 중단시키기 시작한다.

프랑스의 소설가 베르나르 베르베르의 단편 모음집 《나무》에 실린 '황혼의 반란'이란 단편의 도입 부분이다. 이 소설의 배경이 그저 재미있지만은 않은 이유는 실제 일어날지도 모르는 일이라는 생각 때문일 것이다. 정말로 전 세계 노인의 숫자는 하루가 다르게 늘어나고 있으며, 우리 사회에서 노인에 대한 이미지가 긍정적이지만은 않기 때문이다. 그래서인지 이 소설은 마치 미래형 고려장(高麗葬)을 보여주는 듯한 느낌이다.

윌리엄 셰익스피어는 희극 〈뜻대로 하세요(As You Like It)〉에서 인생을 일곱 시기로 나눠 설명한다. 극중 인물인 제이퀴즈는 "온 세계가 무대이며, 모든 남녀는 한낱 배우에 불과하죠. 각자는 퇴장도 하고 등장도 하며 주어진 시간에 여러 가지 역할을 맡게 되는데, 연극은 7막입니다"라고 읊조린다. 셰익스피어는 이 희극에서 "아기, 학생, 연인 등을 거쳐 이가 빠지고 눈이 머는 노년이 찾아온다"며 '인생 7단계론'을 내세웠는데, 노년기에 속하는 여섯·일곱 번째 시기에 대한 서술은 극히 부정적이다.

"첫 번째는 아이의 역을 맡아 유모의 품에 안겨 칭얼거리고 젖을 토하죠. 그리고는 징징대는 학생이 되어, 가방을 메고 반들반들 닦은 얼굴에 굼벵이처럼 마지못해 기어가듯 학교로 갑니다. 다음에는 연인의 역을 맡아서 풀무처럼 한숨을 지으며, 여인의 미모를 칭송하는 처량한 노래도 짓습니다. 다음에는 군인이 되어, 이상한 맹세를 늘어놓고 표범처럼 수염을 기르고는 열심히 체면을 차리면서 걸핏하면 싸움을 벌이고 대포 구멍에 머리를 들이밀어 대면서까지도 헛된 명성을 추구합니다.

이어서 법관이 되면 맛있는 닭고기로 가득한 배가 멋지게 불룩해지고, 근엄한 눈초리에 수염은 말끔하게 다듬고 현명한 옛말에 최신 관례까지 꿰뚫어가며 충실하게 맡은 역할을 해냅니다. 여섯 번째 시기는 슬리퍼를 신은 여윈 늙은이로 변합니다. 사내다운 우렁찬 목소리는 어린애 목소리로 되돌아가 빽빽거리는 피리 소리를 내죠. 마지막 시기는 또 한 번 어린애가 되는 것, 오로지 망각입니다. 이는 빠지고, 눈은 멀고, 입맛도 떨어지고, 모든 것이 사라집니다."

노인을 위한 나라는 없었다

우리는 '전통 사회에서의 노인은 가정과 사회에서 권위와 존경을 누렸으나, 산업화와 도시화 등 근대화를 거치면서 노인의 입지가 크게 축소됐다'고 생각한다. 그러나 동서고금의 역사적 사실들을 확인해보면, 노인은 아주 오래전부터 부정적으로 평가된 것이 사실이다.

고대 그리스와 로마에서도 가족제도의 중심은 핵가족이었다. 확대가족의 정점에서 가족의 존중과 배려 속에 행복하게 말년을 보냈을 것이라는 생각은 말 그대로 '신화'에 불과했다. 신체적·정신적으로 쇠약해진 노인은 잉여인간으로 취급됐고, 조롱의 대상이었다. 노인이 나라의 크고 작은 일을 도맡아 처리했다는 '노인 정치' 체제 또한 서양사 속에서 극히 드물게 나타난다. 그나마 노인 정치에 가깝다고 볼 수 있는 고대 스파르타의 '장로회의'는 28명으로 구성된 장로들이 젊은이들에게 고령자를 존경하도록 가르치는 일과 노령자에 대한 횡포를 재판하여 처벌하는 일이 고작이었다. 즉, 노인들의 권위를 보여주려는 행동들이 거의 다였던 것이다.

나이 든 여성은 남성보다 더 심한 홀대를 받았다. 14세기 프랑스 작가 기욤 드 데귈레빌은 저서 《인생의 순례》에서 자비, 자선, 참회, 근면 등의 미덕을 '젖을 먹이는 젊은 여성'으로 의인화했다. 반면 재난, 이단, 질병, 나태, 오만, 아첨, 위선, 질투 등 악덕은 추한 모습의 '늙은 여성'으로 표현했다. 이는 여성이 나이가 들어 출산을 할 수 없게 되면, 기능을 상실해 더 이상 존재 가치가 없는 사회구성원으로 취급됐다는 것을 의미한다.

유교사상을 바탕으로 한 동양권의 사정도 그리 다르지 않다. 젊은 시절에 자식을 위해 열심히 일한 사람이 노인이 되면, 그는 생산과 관련된 모든 작업에서 제외된다. 본인의 식사도 직접 챙기기보다는 자식들이 챙겨서 방으로 가져다줘야 하며, 바쁜 농사철에도 일손을 돕기보다는 방이나 정자에 앉아 시간을 보내기 일쑤다. 우리가 이렇게 노인 공경의 의미로 행하는 행동들은 '노인은 약하다'라는 생각에서 비롯된 것이다. '노인은 약하기 때문에 식사도 직접 챙길 수 없으며, 노인은 약하기 때문에 일을 할 수 없다'고 무의식적으로 생각한다. 그리고 이것을 '노인 공경'이라는 이름으로, 그들을 아주 간단한 생산활동에서조차 제외시킨다.

수백, 수천 년 전부터 지금까지 이어지고 있는 노인에 대한 이미지는 이렇다. 그렇다면, 내가 생각하는 노인의 이미지는 어떨까? 간단한 방법으로 확인해보자. 다음의 단어들을 보고 좀 더 노인에 가깝다고 생각되는 것에 표시를 해보자. 단, 단어를 보며 고민을 해서는 안 된다. 최대한 빠른 시간 내에 답해야 한다.

- 느린 / 빠른
- 아픈 / 건강한
- 무기력한 / 활동적인
- 약한 / 강한
- 초라한 / 우아한
- 의존적인 / 독립적인
- 고지식한 / 융통성 있는
- 한가한 / 바쁜
- 비생산적인 / 생산적인
- 주변적인 / 중심의

- 무능력한 / 유능한
- 쓸모없는 / 유용한

위의 답변을 통해 본인이 가지고 있는 노인에 대한 이미지를 확인해볼 수 있다. 앞의 12개의 단어 중 과연 몇 개나 긍정적인가?

노인의 부정적 이미지는 본능이다

늙은 자신의 모습을 숨기고 영원한 젊음과 아름다움을 얻기 위해 백설 공주를 해치려 한 〈백설 공주〉의 새엄마. 늙고 추악한 모습으로 아이들을 잡아먹는 〈헨젤과 그레텔〉 속 과자집의 노파.

우리가 미처 글을 배우기도 전에 접하는 그림동화 속 노인들은 어떤 모습인가? 대부분 허리는 잔뜩 굽고, 얼굴에는 주름이 가득하며, 탐욕스러운 모습으로 그려져 있다. 어

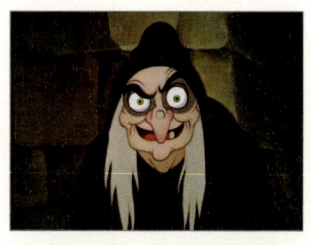

◀ 어릴 적부터 접하는 그림동화 속 노인의 이미지는 부정적이다.

릴 때부터 이런 노인의 모습에 익숙해지다 보니, 우리가 노인 그리고 노화에 대해 부정적인 생각을 가지는 것은 어쩌면 당연한 일인지도 모른다. 그렇다면 우리는 처음부터(아주 어릴 때부터), 좀 더 강하게 말해 본능적으로 노인에 대해 부정적인 이미지를 가지고 있는 것은 아닐까?

이에 〈황혼의 반란〉 제작진은 일반적으로 우리가 가진 노인의 이미지를 확인하기 위해 각 연령대별로 노인 이미지를 그림으로 그려보기로 했다. 그림을 그릴 대상은 연령에 따라 6개 그룹으로 나누었다. 6~8세 아동을 대상으로 한 유아기, 9~12세 초등학생을 대상으로 한 아동기, 13~25세 중·고등학생 및 대학생까지의 청년기, 26~39세 성인들을 대상으로 한 성인기, 40~59세를 대상으로 한 중년기, 그리고 마지막으로 60세 이상을 대상으로 한 노년기로 나누었다.

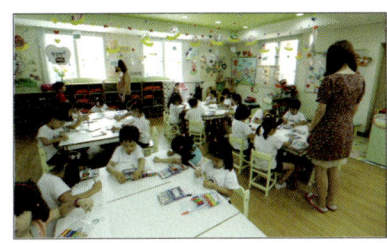 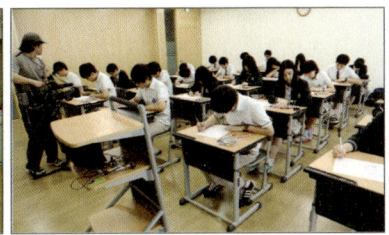

▪ 제작진은 연령대별로 '노인 이미지 그리기'를 실시했다.

모든 그룹에는 8절지 흰색 도화지와 색색의 크레파스 및 색연필, 사인펜이 주어진다. 제작진은 각 그룹에 '자신이 생각하는 노인'을 그림으로 자유롭게 그려달라고 요청했다. 그림을 얼마나 잘 그리는지를 평가하는 것이 아니라고 말하며, 그림 속 노인의 표정과 행동을 최대한 자세히 그려달라고 했다. 뿐만 아니라 자신이 생각하는 노인의 분위기 혹은 노인이 주는 느낌을 색깔로 표현하도록 했다.

이렇게 각 세대별로 노인 이미지 그리기를 마친 후 가장 흥미로웠던 점은, 대부분 연령대의 결과가 비슷하다는 것이었다. 그림 속 노인들의 얼굴에는 주름이 가득하고, 허리는 ㄱ자로 굽어 있으며, 동적이기보다는 정적이다. 또한 옷 색깔과 주변은 회색, 검은색과 같이 어두운 색으로 표현돼 있다. 유아기의 유치원생이 그린 그림에서부터 60세 이상의 노년기에 속하는 노인들이 그린 그림에까지 공통적이다.

유치원생과 초등학생을 대상으로 이뤄진 유아기와 아동기의 그림은 노인의

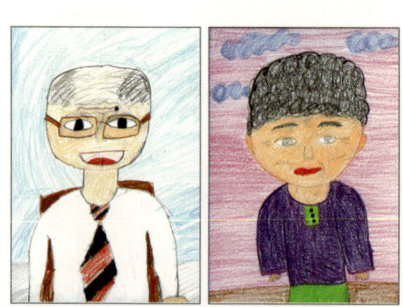

◼︎ 유아기 · 아동기의 노인 이미지 그림

외적인 모습을 자세하게 담아내려는 경향을 보인다. 그림 속 노인의 얼굴에는 주름이 선명하고, 머리카락 색깔은 회색이나 흰색으로 표현됐다. 그리고 대부분 그림 속 노인은 집 안에 앉아 있다.

청년기의 고등학생과 대학생들의 그림에서는 노인의 외적인 모습뿐만 아니라 분위기를 나타내는 색깔에서도 특징을 찾아볼 수 있다. 회색, 검은색과 같은 무채색의 색깔을 주로 사용해서 그림의 전체적인 분위기가 어둡고, 유아기·아동기의 그림과 마찬가지로 그림 속 노인들은 동적이기보다 누군가의 손을 잡고 서 있거나 혼자 앉아 있는, 의존적이면서 정적인 모습이다.

이렇듯 우리는 너무나 쉽게 '노인은 주름이 많고, 허리가 굽었으

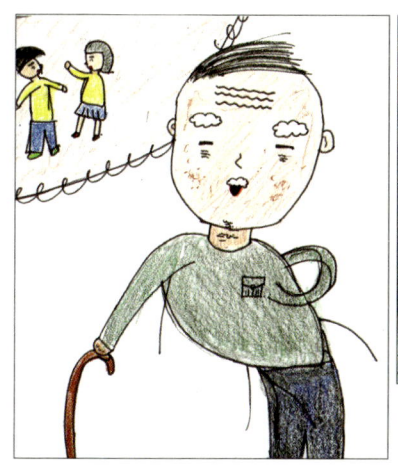
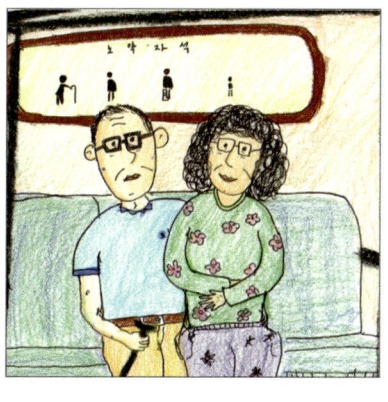

◀ 청년기의 노인 이미지 그림

며, 혼자 움직이기 힘든 사람'으로 생각한다. 또한 붉은색이나 노란색과 같이 따뜻하고 밝은 색보다는 회색이나 검은색과 같은 무채색이 더욱 잘 어울린다고 생각하며, 의존적이고 도움을 필요로 하는 대상으로 생각하기 일쑤다. 그런데 노인에 대한 이런 이미지는 젊은이들에게만 국한된 것이 아니다. 노인 스스로도 노인에 대해 젊은이와 별반 다르지 않은 이미지를 가지고 있었다.

노인 스스로 생각하는
노인의 모습도 약하다

60세 이상을 대상으로 한 노년기 그룹의 그림 그리기는 한 시니어클럽에서 진행됐다. 시니어클럽의 가입 규정상 그곳의 모든 사람들은 60세 이상이었으며 해당 수업의 수강자 수는 20명 남짓으로, 연령별로 나눠 진행하는 노인 이미지 그리기 실험을 진행하기에 매

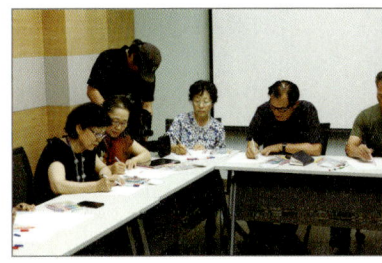
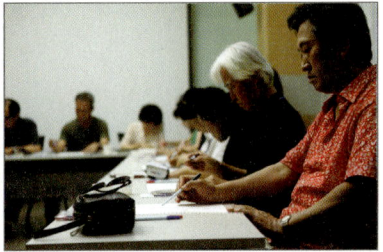

우 적합한 곳이었다.

　이곳의 노인들에게도 앞의 그룹들과 같이 그림 그리기 도구가 주어졌다. 흰색의 도화지와 색색의 크레파스, 색연필까지. 다른 조건은 아무것도 없었다. 그림을 그리기 위한 충분한 시간이 주어졌고, 그 시간 동안 노년기 그룹의 많은 노인들은 그림을 잘 그리지 못한다는 말을 연신 중얼거렸다. 그림 자체를 평가하는 것이 아니라는 제작진의 설명이 이어졌지만, 이 사실을 받아들이는 데는 다른 그룹보다 많은 시간이 필요했다. 그렇게 약 40분 내외의 시간 동안 그림을 완성한 노년기 그룹.

　이들의 그림은 다른 그룹과 사뭇 다르다. 그림에는 노인에 대한 타인의 부정적인 시각과 자신이 생각하는 이상향이 함께 담겨 있다. 전체적으로는 '황혼'이라는 말에 어울릴 법한 색과 그림체를 보인다. 노인의 주변은 붉은색 노을이 지고 있거나 노란색 황금 밭이 펼쳐져 있는 반면, 그림의 주인공인 노인은 검은색 계통의 옷을 입고 있다. 대부분의

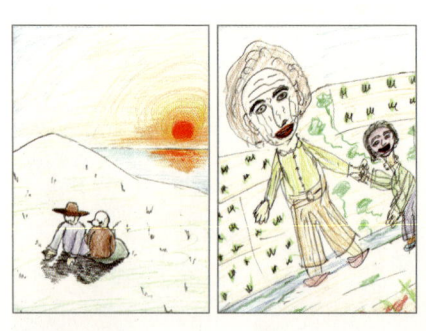
◀ 노년기의 노인 이미지 그림

그림에서 노인 스스로는 무채색에 정적으로 표현됐으나, 그를 둘러싼 주변은 매우 동적으로 표현됐다. 색깔과 움직임 등을 고려했을 때 그림 속 노인은 부정적인 이미지를 담고 있지만, 그 주변은 긍정적인 이미지를 담고 있다. 이렇게 그림의 배경과 주인공인 노인은 색깔부터 움직임까지 모두 상반된 모습이다.

스스로 보호색에 숨는 노인

그렇다면, 노인은 왜 스스로도 부정적인 이미지로 표현하는 것일까? 오스트리아의 동물 심리학자 콘라트 로렌츠는 '익명의 떼거리'라는 말로 노인들의 심리를 설명한다. 익명의 떼거리는 사람들 눈에 띄지 않도록 칙칙한 옷을 입고 다니는 노인들을 일컫는 말인데, 동물의 가장 기본적인 습성을 따서 붙인 말이다.

> 방어능력이 없는 동물들이 떼를 지어 바짝 붙어 다니는 건 맹수들의 약점을 이용한 것이다. 초식동물들을 쫓는 맹수는 대다수가 똑같이 생긴 많은 수의 동물들이 동시에 우르르 몰려다

니면 하나의 목표에 집중할 수가 없다.

– 오스트리아 동물 심리학자 콘라트 로렌츠(Konrad Lorenz)

   동물의 세계에서 방어능력을 잃어버린다는 것은 더 이상 힘이 없음을 의미한다. 즉, 약자가 된 것이다. 약육강식의 법칙에 따라 힘이 없는 동물은 힘이 센 동물에게 잡아먹히거나 자기만의 살길을 찾아야 한다. 이러한 동물적인 법칙에 따라 우리 인간도 나이가 들어 스스로가 약해졌다고 느끼면, 눈에 잘 띄지 않는 색깔의 옷을 입어 자신만의 무리(일명 노인)를 형성하는 것이다.

   각 연령대별로 진행한 노인 이미지 그리기를 통해 우리는 젊은이건 노인이건 노인을 '약한 존재'로 여기고 있음을 확인할 수 있었다. 삶이 아닌 생존을 위해 '자신들만의 보호색'이 필요한 존재로 말이다.

누구도
늙기를 원하지 않는다

프로그램 기획 단계에서 〈황혼의 반란〉 제작진은 전국 곳곳을 찾아가 65세 이상의 노인들과 100세를 넘긴 장수인들을 만났다. 우리가 궁금했던 것은 '삶(수명)에 대한 인간의 욕심'이었다. 그래서 우리나라의 장수 지역인 구곡순담 장수벨트(전남 구례·곡성, 전북 순창, 전남 담양)를 찾아가 100세 이상의 장수인들을 만나 그들의 생활 모습을 확인해보고, 직접 이야기를 들어보았다. 그러나 이들의 건강상태가 우리의 질문을 이해하고 답할 수 있을 정도로 좋지 못해 정밀한 취재가 이뤄지지 못했다.

다음으로 찾아간 곳은 서울의 한 시니어클럽과 시니어타운이었다. 이곳의 노인들에게 우리는 "만약 당신 앞에 영원히 살 수 있는 샘물이 있다면, 마시겠는가?"라는 질문을 했다. 당신이라면 어떻게 답하겠는가? 우리가 만난 대부분의 노인들은 "마시지 않겠다"라고 답했다. 의외의 대답이었다. 수명에 대한 인간의 탐욕은 끝이 없을 것이라 예상했기 때문이다. 그래서 이번에는 질문을 바꿔보았다. "만약 당신이 원하는 나이로 돌아가 영원히 살 수 있는 샘물이 있다면, 마시겠는가?" 이번에 여러분의 대답은 'Yes'인가 'No'인가? 우리가 만난 노인들의 대답은 앞의 질문과는 다르게 "Yes"였다. 즉, 무조건 오래 사는 것이 목적이 아니라 늙지 않고 오래 살고 싶은 것이다. 진시황이 이야기한 늙지 않고 영원히 사는 '불로장생'에 대한 욕구는 여전히 이어지고 있는 것이다.

누군가를 처음 소개받거나 만난 자리라고 가정해보자. 우리는 먼저 인사를 나누고, 날씨와 같은 일상적인 대화를 하며 분위기가 부드러워질 때쯤 되면 서로의 나이에 대해서 조심스럽게 묻는다. 순서를 따져 예와 법도를 우선시하는 유교적 사상이 강한 우리나라 사람들의 특성상 상대의 '나이'는 가장 궁금한 것 중의 하나다. 그러나 보통 나이를 직접적으로 묻는 것은 실례라고 생각한다. 특히 여자에 있어서는 더욱 그렇다. 그래서 상대의 나이를 묻기까지 상당한 시간이 걸린다. 그렇게 겨우 몇 살인지를 물으면, 어김없이 돌아오는 질문! "몇 살일 것 같아요?" 이때 우리 모두는 상대방이 원하는 대답을 너무나 잘 알고 있다. 무조건 '적·은·나·이'다. 그런데 애초의 질문자가 자신의 나이를 정확하게 맞히거나, 나이보다 많은 숫자를 이야기하면 이상하게 기분이 나빠진다.

그 이유는 매우 단순한 우리의 사고 과정에서 비롯된다. 첫째, 나이가 든다는 것은 노화가 진행된다는 것이다. 둘째, 노화가 진행되면 그 증거들이 눈에 띈다. 일명, 나이를 증명하는 것들! 주름이 생기고, 피부의 탄력이 떨어지며, 신체 및 정신 기능이 나빠지는 것. 따라서 나이가 많다는 것은 이러한 증거가 눈에 잘 띈다는 의미이기 때문에 우리는 무조건 '적·은·나·이'를 선호한다.

노화 현상에 대한 부정적인 생각이 노화공포를 부른다

주름, 피부탄력 저하 등과 같이 우리가 말하는 '나이를 나타내는 현상들'은 나이가 들면서 나타나는 노화의 증거로 이야기된다. 그렇다면 우리는 왜 이러한 자연스러운 현상을 부정적으로 생각하는 것일까? 앞에서 노인 이미지 그리기를 통해 확인해본, 우리 마음속 깊숙한 곳에 자리 잡고 있는 노화에 대한 부정적인 생각이 이러한 자연스러운 현상들을 부정적으로 받아들이게 한다. 우리는 나이가 들어 늙게 되면 죽는다는 사실을 너무나 잘 알고 있다(사고 및 질병을 제외하고 말이다). 아직 겪어보지 못한 죽음에 대한 두려움은 나이가 드는 것을 더욱 부정적으로 받아들이게 한다. '노화불안' 혹은 '노화공포증'이라고 일컫는, 나이 들어가는 것에 대한 두려움과 염려, 걱정이 과도해지는 상태가 되는 것이다. 이와 같은 노화공포증은 누구나 가지고 있다. 단지 그 정도에 차이가 있을 뿐이다.

더구나 '동안'이나 '방부제 미모' 등과 같이 노화를 역행하는 미(美)의 수식어들이 생겨나면서 우리의 노화공포증은 극에 달하고 있다. 주름 방지를 위해 18세부터 아이크림을 사용해야 하며, 나이에 상관없이 피부의 탄력을 유지하기 위한 세안법이 유행한다. 마치 모든 사람들이 식단 조절과 운동을 필수적으로 해야 할 것 같은 분위기가 사회에 팽배하다. 하지만 의·과학적 안티에이징(anti-aging) 방법들 중 그 어떤 것도 우리 모두에게 확실한 효과가 있는 것은 없다.

의·과학으로
거스를 수 없는 노화

현재 우리가 알고 있는 노화를 막거나 늦추는 방법들은 검증 단계에 있다. 그중 소식(小食)은 노화연구의 매우 중요한 주제로 평가되어 학계에서 가장 널리 인용되고 있을 뿐 아니라, 일반적으로도 강력한 영향을 미치고 있다. 이 가설을 증명하기 위해 쥐를 대상으로 한 실험의 결과는 매우 의미 있다.

같은 연령대의 쥐를 두 그룹으로 나누어 각각 투명한 통에 넣는다. 한 통의 쥐에게는 의도적으로 소식을 시키고, 다른 통의 쥐에게는 먹는 것에 제한을 두지 않았다. 그러자 소식을 한 쥐들이 그렇지 않은 쥐들보다 평균수명이 약 40% 정도 더 길어졌다. 원숭이를 대상으로 한 실험에서도 결과는 마찬가지였다. 때문에 식이제한 요법은 이미 노화학 분야에서 가장 널리 이용되는 노화제어 방안으로 많은 관심을 받고 있으며, 이미 이와 관련된 산업이 각광받고 있다.

동물 단계 실험의 연이은 성공으로 이러한 식이제한설을 실제로 인체에 적용해보려는 시도가 있었다. 1991년, 학자들이 인공으로 설정한 공간에서 8명의 사람이 자급자족하며 식이제한 요법으로 생존해나가는 '바이오스피어(Biosphere) 실험'이 바로 그것이다. 그러나 이 실험은 2년 정도 진행되다 중단되고 말았다. 생존의 문제뿐만 아니라 질병에 대한 취약성이 우려되었기 때문이다. 이후 이들의 건강상태는 더욱 악화되었다. 이처럼 바이오스피어 실험은 식이제한법을 사람에게 적용하기에는 아직 무리라는 사실을 여실히 보여주고 있다.

현재 의학계에서 노화와 가장 밀접한 관련이 있다고 보는 것이 바로 '활성산소'다. 유해산소라고도 하는 활성산소는 우리가 호흡하는 산소와는 완전히 다른 불안정한 상태에 있는 산소다. 환경오염과 화학물질, 자외선, 혈액순환장애, 스트레스 등과 같은 이유 때문에 산소가 과잉 생산되는 것이다. 이렇게 과잉 생산된 활성산소는 사람 몸속에서 산화작용을 일으킨다. 그렇게 되면 세포막,

DNA, 그 외의 모든 세포 구조가 손상되고 그에 따라 세포가 기능을 잃거나 변질된다. 또한 생리적 기능이 저하되어 각종 질병과 노화의 원인이 되는 것으로 알려져 있다. 그래서 많은 학자들은 이 활성산소만 막으면 노화를 늦추고 수명도 연장시킬 수 있다고 말한다.

그렇다면 활성산소는 무조건 나쁜 것일까? 병원체나 이물질을 제거하기 위한 생체방어 과정에서 산소·과산화수소와 같은 활성산소가 많이 발생하는데, 이들은 강한 살균작용으로 병원체로부터 인체를 보호하는 역할을 하기도 한다. 그렇다면, 활성산소를 줄이는 항산화제가 무조건 이롭다고 말하기는 어려울 것 같다.

노화와 수명과 연관된 가장 확실한 지표는 염색체 말단에 붙어 있는 텔로미어란 부분이다. 그리스어로 '끝(telos)'과 '부위(meros)'의 합성어인 '텔로미어(말단소립, telomere)'는 염색체의 DNA를 보호하는 역할을 하는데, 세포가 분열할 때마다 조금씩 짧아진다. 텔로미어가 짧아지다 보면 결국 없어지고, 그 결과 염색체의 손상이 심해져 세포는 더 이상 분열하지 못한다.

흥미로운 또 다른 사실은 우리 인간은 텔로머라제라는 효소의 유전자도 가지고 있다는 것이다. 이 유전자가 활성화되어 텔로머라제가 만들어지면 손상된 텔로미어가 복구된다. 그럼에도 세포 대다수에서 텔로머라제의 활성은 대체로 낮다. 그러나 조직 곳곳에 퍼져 있는 성체줄기세포에서는 텔로머라제의 활성이 꽤 유지된다. 줄기세포가 새로운 세포의 공급원인 이유다. 결국 성체줄기세포의 텔로미어가 점점 짧아지면서 죽어나가는 세포를 메우는 능력도 떨어지게 되고, 우리는 점점 늙어 결국은 죽게 되는 셈이다. 이 텔로미어의 길이가 짧아지는 속도가 환경에 의해 좌우된다는 사실이 밝혀지면서 스페인과 미국에는 텔로미어를 관리하는 서비스 회사가 나타났다.

그런데 이 텔로미어 가설에도 모순되는 사실이 있다. 쥐의 경우, 수명이 사람의 30분의 1에 불과한데도 텔로미어의 길이는 사람보다 약 50배 이상 더 길다는 점이다. 이것은 텔로미어 길이에 의한 수명한계 가설의 입지를 어렵게 하고 있다.

의·과학에 기대어 얻는 수명은 불과 2.5년

이 밖에도 우리는 검증되지 않은 가설 단계의 많은 정보를 접하고 있다. 노화를 막고 오래 살 수만 있다면, 이 세상에 존재하는 그 어떤 일이라도 할 기세로 말이다. 그렇다면, 이렇게 노화를 늦추어 수명을 연장시킬 수 있는 방법을 활용하면 우리는 수명을 얼마나 연장시킬 수 있을까?

미국의 생물인구통계학자 스튜어트 올샨스키는 그의 책 《인간은 얼마나 오래 살 수 있는가》에서 다음과 같은 통계를 냈다.

> 운동과 식이요법을 통해 건강과 생활의 질이 개선될 수 있지만, 그간의 여러 연구 결과는 건전한 생활 방식을 유지하고 있는 집단의 기대수명이 그렇지 못한 집단에 비해 불과 900일(약 2.5년) 정도밖에 길지 않다는 사실을 보여주고 있다.

우리가 수명 연장의 진리라 믿었던, 아니 여전히 믿고 있는 운동과 식이요법이 수명을 고작 2.5년만 연장시킨다니…. 그의 통계 결과에 따르면, 우리는 2.5년을 더 살기 위해 몇십 년 동안 자신의 욕구와 끊임없이 싸우는 것이다. 수명이 연장된다는 것이 거짓은 아닐지라도, 다년간의 노력에 비해 2.5년이라는 시간이 터무니없이 짧게 느껴지는 것은 왜일까? 프로그램 제작 초기, 의·과학적인 연구 분야에만 몰두해 있던 제작진에게 급제동이 걸린 이유다.

건강을 상징하는 '웰빙'이라는 단어가 전국을 강타하면서 전 국민이 건강 박사가 된 우리나라. 건강에 관해서는 그 어느 나라보다 일반인 중에도 전문가가 많다. 각종 미디어를 통해 접한 다양한 연구 결과부터 출처를 알 수 없는 담화(談話) 속 지식까지. 그 영역은 상상을 초월할 정도로 넓다.

어느 날 콧물과 기침이 나 병원에 갔다고 생각해보자. 의사는 "어떻게 오셨습니까?"라고 물을 것이다. 그러면 우린 별생각 없이 "감기요"라고 대답한다. '콧물이 흐르고 기침이 난다'는 증상이 아닌, 병명을 이야기하는 것이다. 우리나라는 전 세계에서 유일하게 환자가 진단을 내리는 나라라고 한다. 이렇게 전문가격인 사람들에게 우리의 방송이 얼마나 새롭고, 흥미로울까? 프로그램 제작자로서 가장 원초적인 질문으로 돌아간 것이다.

지금까지 우리나라 국민의 대다수가 관심 있어 한 정보는 '노화', '노인'의 사전적 정의에 따른 외적 노화와 그 결과로 평가되는 수명과 장수였다. 그렇다면, 노화와 수명에 영향을 미치는 것이 우리가 익히 들어서 알고 있어, 이제는 전혀 새로울 것이 없는 의·과학적인 것들밖에는 없을까?

마음만으로
젊어질 수 있다!?

앞에서 언급한 신빙성 있어 보이는 실험들을 다시 되새겨보자. 먼저, 앞의 실험들이 너무나도 놀랍고 대단히 훌륭한 것임에는 동의한다. 그러나 이 실험들이 동물 단계의 성공작이라는 점을 제외하더라도 우리가 가장 중요하게 고려해야 할 사항이 두 가지가 있다.

하나는 이 실험들이 모두 잘 갖춰진 실험실에서 이뤄졌다는 것이다. 환경, 음식, 상황 등 어느 것 하나 통제되지 않은 것이 없다. 그러나 우리 인간은 이와 같은 실험실에서 생활하지 않는다. 즉, 앞의 실험들은 완벽하게 통제된 외적 요소들을 통해 얻을 수 있는 확률적 결과인 것이다. 그러나 우리의 생활환경은 실험실의 동물들과는 전혀 다르지 않은가! 다른 하나는 우리 인간이 가지고 있는 의식, 일명 '마음'이 배제되어 있다는 것이다. 실험실의 동물들에게는 그 어떠한 돌발상황도 허락되지 않고, 동물들의 의식과 마음도 실험 결과에 영향을 미치는 요소가 아니다. 그러나 우리 인간은 의식과 마음을 가지고 그에 따라 사고하기도 하고, 행동하기도 하지 않는가! 지금까지 우리는 너무나도 당연하게 '마음'을 배제시키고 있었던 것이다. 옛날부터 우리는 '모든 것은 마음먹은 대로 된다', '마음먹기에 달렸다'라는 말을 어렵지 않게 들어왔는데도 말이다.

마음이 미치는 영향력은 많은 심리학 실험에서 보여주고 있다. 1968년에 교육심리학자 로젠탈은 미국의 한 초등학교에서 실험을 진행한 바 있다. 학생 전체를 대상으로 지능검사를 한 뒤 이 중 20%를 무작위로 선정해 향후 성적과 지능이 크게 향상될 가능성이 있는 학생들이라고 교사들에게 알려주었다. 물론 이것은 거짓 정보이지만, 교사가 학생들에게 특별한 기대(마음)를 갖고 대하면 실제로 효과가 있으리라는 것이 연구진의 생각이었다. 8개월 뒤 다시 지능검사를 해보니 학생 중 무려 12.2%가 지능이 향상되었다. 교사의 기대는 칭찬과 관심을 낳고, 학생들은 무의식중에 교사의 신뢰에 부응하려고 노력하면서 이런 변화가 생긴 것이다. 이렇듯 우리 마음속의 작은 변화, 즉 '기대'는 현실 속 큰 변화를 가능하게 한다.

더 나아가 마음이 신체적인 변화도 가능하게 한다면, 여러분은 믿을 수 있겠는가? 1980년 하버드대학교 심리학과 엘렌 랭어 교수가 진행한 실험을 통해 확인해볼 수 있다. 엘렌 랭어 교수는 실험에 참가한 사람들에게 '공군은 시력이 좋다'는 정보를 준다. 이것은 실험 참가자들에게 막연한 기대감으로 믿음을 준다. 10분간의 공군체험 전후로 시력을 측정해 비교해보았더니, 대부분의 참가자들이 체험 전에 잰 시력보다 체험 후의 시력이 더 좋았다. 특히 어떤 참가자는 18개의 글자를 더 읽었을 정도다.

이렇게 우리의 마음이 미치는 영향력은 다양하다. 그렇다면, 어떤 의·과학적인 도움 없이 마음을 젊게 가지는 것만으로 젊어질 수 있다면, 당신은 어떻게 하겠는가? 젊어지는 것은 물론, 수명을 7.5년 정도 늘릴 수 있다면 어떻게 하겠는가?

1979년 시계 거꾸로 돌리기 실험

마음이 신체에 미치는 영향을 세계 최초로 실험을 통해

확인한, 미국 하버드대학교 심리학과 엘렌 랭어(Ellen J. Langer) 교수. 하버드대학교 최초의 여성 종신교수인 그녀의 〈시계 거꾸로 돌리기 연구(Counterclockwise Study)〉는 매우 간단하지만 그 결과는 놀라웠다.

1979년 9월, 한적한 시골 마을에 70대 후반에서 80대 초반의 노인 8명이 도착한다. 8명의 노인은 허리가 잔뜩 굽고 지팡이에 몸을 의지하고 있는 외형적으로 완벽한 노인들이었다. 이들은 마치 20년 전으로 돌아간 것처럼, 1959년의 풍경으로 가득 꾸며진 집에서 일주일 동안 단 두 가지 수칙을 지키며 생활한다.

> 첫째, 지금이 1959년이라고 생각하고 말하며 행동할 것.
> 둘째, 무엇을 먹을 것인지 스스로 결정하는 데서부터 요리와 설거지, 청소 등 모든 일은 스스로 할 것.

미국 최초의 인공위성이 발사되는 장면을 흑백텔레비전으로 지켜보고, 카스트로의 아바나 진격과 공산주의 등 1959년 당시의 시사 문제를 놓고 토론을 벌인다. 라디오에서 흘러나오는 냇 킹 콜(Nat King Cole)의 노래를 듣는 것은 물론, 1959년 이전의 영화를 본다.

이렇게 1979년에 엘렌 랭어 교수가 시행한 실험은 간단하다. 누가 보기에도 노인인 70~80대 8명을 20년 전으로 시간여행을 떠나게 한 것이다. 스스로가 50~60대라고 생각하고 일주일을 생활한다면, 변화가 있을 것이라는 것! 과연, 일주일이라는 짧은 기간 동안 어떤 변화가 있었을까?

자신의 나이보다 20년을 거슬러 50~60대로 되돌아가 일주일간 생활한 노인들은 놀랍게도 50대로 돌아간 것처럼 시력과 청력, 기억력, 악력이 향상되고 체중이 느는 등 실제로 '젊어졌다'! 실험 당시를 회상하며 엘렌 랭어 교수는 이렇게 말한다.

> 실험이 막바지에 이르렀을 때 시력 회복과 같이 어느 나이대에도 예상할 수 없었던 변화들이 나타났을 뿐만 아니라 청력, 인지력 그리고 활동 수준에서도 어느 정도 변화가 일어났습니다. 또한 그 실험 기간 동안 몇몇 남성 참가자들과는 함께 축구도 했습니다.

뿐만 아니라, 참가자들의 일주일 전과 후의 사진을 무작위로 제

3자에게 보여주자 모두가 일주일 후의 사진을 더 젊은 시절의 모습으로 꼽았다. 무기력하기만 한 노년의 현재를 보내는 것이 아니라, 낯선 이들과 함께 일상의 소소한 일에서부터 삶을 결정짓는 큰일에 이르기까지 스스로 선택하고 책임졌던 '과거의 젊은 시절'로 돌아가 불과 일주일을 보낸 결과였다. 이들의 변화는 일시적인 것이 아니었다. 실험 실시 5년 후 실험에 참가한 사람들을 대상으로 사망률을 확인해보았다. 비교집단의 사망률이 47%인 데 비해, 실험참가집단의 사망률은 14%로 현저히 낮았다. 즉, 마음의 변화는 신체기능의 향상을 가져왔을 뿐만 아니라 수명에도 영향을 미친 것이다.

이 연구는 34년 전의 연구였지만 현재의 그 어떤 의·과학적 가설들보다도 눈을 번쩍 뜨이게 할 정도로 충격적이면서 매력적이었다.

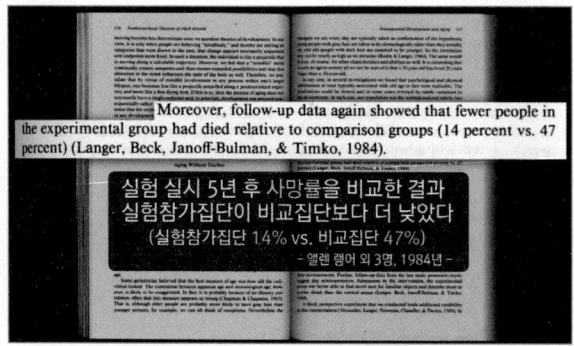

2012년 한국판
시계 거꾸로 돌리기 실험

〈황혼의 반란〉 제작진은 이 놀라운 1979년의 실험을 한국판으로 해석해 재연하기로 했다. 100세 시대에 의·과학만을 맹신하여 2.5년에 불과한 생명 연장을 하려는 현대인들에게, 노인에 대한 부정적인 이미지를 갖고 있거나 노화의 불안과 공포에 시달리는 대한민국 시청자들에게 '마음이 신체를 어떻게 변화시키는지' 보여주고자 하는 취지에서다.

제작진은 초기 실험 세팅을 도와줄 연세대학교 심리학과 서은국 교수팀과 함께 공부하며 본격적인 실험 준비에 들어갔다. 1979년에 미국에서 실시한 원본 실험을 2012년의 한국 실정에 맞게 재구성한다는 것은 눈으로 읽을 때와는 또 다른 차원의 작업이었다. 생소한 심리학 용어는 논문을 읽으며 익혀야 했고, 동시에 논문 분석을 해야만 했다. 실험의 전체적인 맥락부터 세세한 부분까지 어느 것 하나 놓칠 수 없었다. 심리실험의 특성상 잘못 해석한 작은 오류는 전혀 다른 결과를 초래하기 때문이다.

엘렌 랭어 교수의 〈시계 거꾸로 돌리기 연구〉는 아직 국내에 정착하지 않은 건강심리학이란 분야와 자기충족적 예언 혹은 자성예언(self-fulfilling prophecy, 自成豫言)으로, 일명 '플라시보'라 불리는 연구 분야가 결합된 것이다. '위약효과'라고도 불리는 플라시보 효과는 약효가 전혀 없는 거짓 약을 진짜 약으로 가장하여 환자에게 복용토록 했을 때 환자의 병세가 호전되는 효과를 말한다. 즉, 정보에 대한 사실 여부에 상관없이 좋아질 것이라고 생각하는 긍정적인 심리적 믿음 때문에 실제로 좋아지는 현상을 말하는 것이다. 그런데 건강심리학은 아직 우리나라에 정착되지 않아 정보도 단편적일 뿐만 아니라 임상심리학과 접목되어 있어 따로 분리하기도 쉽지 않다. 실험의 전반적인 세팅을 위해서는 최초 설계자 엘렌 랭어 교수의 도움이 절실했다.

엘렌 랭어 교수는 자신의 실험에 대한 우리의 관심을 매우 뜻 깊게 받아들였다. 덕분에 그녀는 휴가 중임에도 불구하고 전화 및 메일 등의 방법으로 몇 주 동안이고 제작진과 계속 연락을 이어갔다. 안타깝게도 제작 여건상 그녀가 한국에서 실험을 진두지휘할 수는 없었지만, 전화와 메일로 기본적인 실험 세팅에 대한 도움을 받아 국내 최초의 '한국판 시계 거꾸로 돌리기 실험'을 설계할 수 있었다.

엘렌 랭어 교수의 최초 실험은 20년 전으로 돌아가는 것이었다. 그러나 우리나라의 시대적 배경과 70대 후반 이상의 노인들이 가장 왕성하게 활동하던 시기 등을 고려했을 때 우리는 30년 전이 더욱 적합하지 않을까를 고민했다. 시간을 되돌아가는 것이 가장 큰 핵심인 이 실험에서 원본 실험과는 다른 기간으로 돌아가도 될지 염려스러웠다. 우리의 고민에 엘렌 랭어 교수는 명쾌하게 조언했다.

> 시간을 얼마 전으로 돌아가는지는 중요하지 않습니다. 참가자 스스로가 정말 젊은 시절로 돌아갔다고 느끼는 것이 중요한 것입니다.

그래서 탄생한 '2012년 한국판 시계 거꾸로 돌리기 실험'은 현재 나이 70대 후반 이상의 노인들이 30년 전으로 시간을 되돌아가 일주일 동안 생활하는 것이다. 실험에 참가하게 된 노인들은 1982년에 맞게 말하고, 행동하며, 모든 일은 스스로 해야 한다.

그렇다면 어떻게 참가자들이 현재를 1982년이라고 느끼게 할 것인가? '자, 지금부터 1982년입니다. 그렇게 생각하고 행동하세요!'라는 요구는 무척 황당한 일이다. 지금을 너무 먼 과거도 아닌 약 10년 전, 2002년이라고 상상해보자. 월드컵에 열광하던 그때처럼 지금 거리로 나가 길거리 응원을 하고, 축구를 보며 흥분할 수 있을까? 사람들과는 전혀 다른 행동을 하는 나는 무척 이상한 사람으로 보일 것이다. 이렇게 10년 전으로 돌아가는 일도 쉽지 않다. 그렇다면 우리는 어떻게 참가자들을 30년 전으로 돌아갈 수 있도록 할 것인가? 먼저 장소와 소품 등을 통해 참가자들에게 현재가 1982년이라는 사실을 인지시켜야 한다. 그다음으로는 일주일 동안 참가자들에게 주어질 일정에 달려 있다.

이런 세세한 부분을 설계하고 준비하기 위해서는 먼저 참가자가 확정돼야 했다. 참가자들의 개인적인 특성을 파악하고, 그것에 맞춰 일정을 준비해야 하기 때문이다.

+ Plus page

앞에서는 주어진 단어를 보고 좀 더 노인에 가깝다고 생각되는 단어에 표시를 했다. 이번에는 미래의 '노인이 된 나의 모습'을 상상해보자. 그리고 다음의 단어를 보고, 내가 떠올린 노인이 된 나의 모습과 좀 더 비슷하다고 생각되는 단어에 표시를 해보자. 물론, 단어를 보며 고민을 해서는 안 된다. 최대한 빠른 시간 내에 답해야 한다.

- ▶ 느린 / 빠른
- ▶ 아픈 / 건강한
- ▶ 무기력한 / 활동적인
- ▶ 약한 / 강한
- ▶ 초라한 / 우아한
- ▶ 의존적인 / 독립적인
- ▶ 고지식한 / 융통성 있는
- ▶ 한가한 / 바쁜
- ▶ 비생산적인 / 생산적인
- ▶ 주변적인 / 중심의
- ▶ 무능력한 / 유능한
- ▶ 쓸모없는 / 유용한

<u>총 12개의 단어 중 이번에는 몇 개가 긍정적인가?</u>
앞에서 표시한 것보다는 많을 것이다. 이렇게 우리는 노인에 대한 보편적인 이미지는 대체로 부정적인 데 반해, 나는 그렇지 않을 것이라고 생각한다. 즉, 나는 예외라고 생각한다.

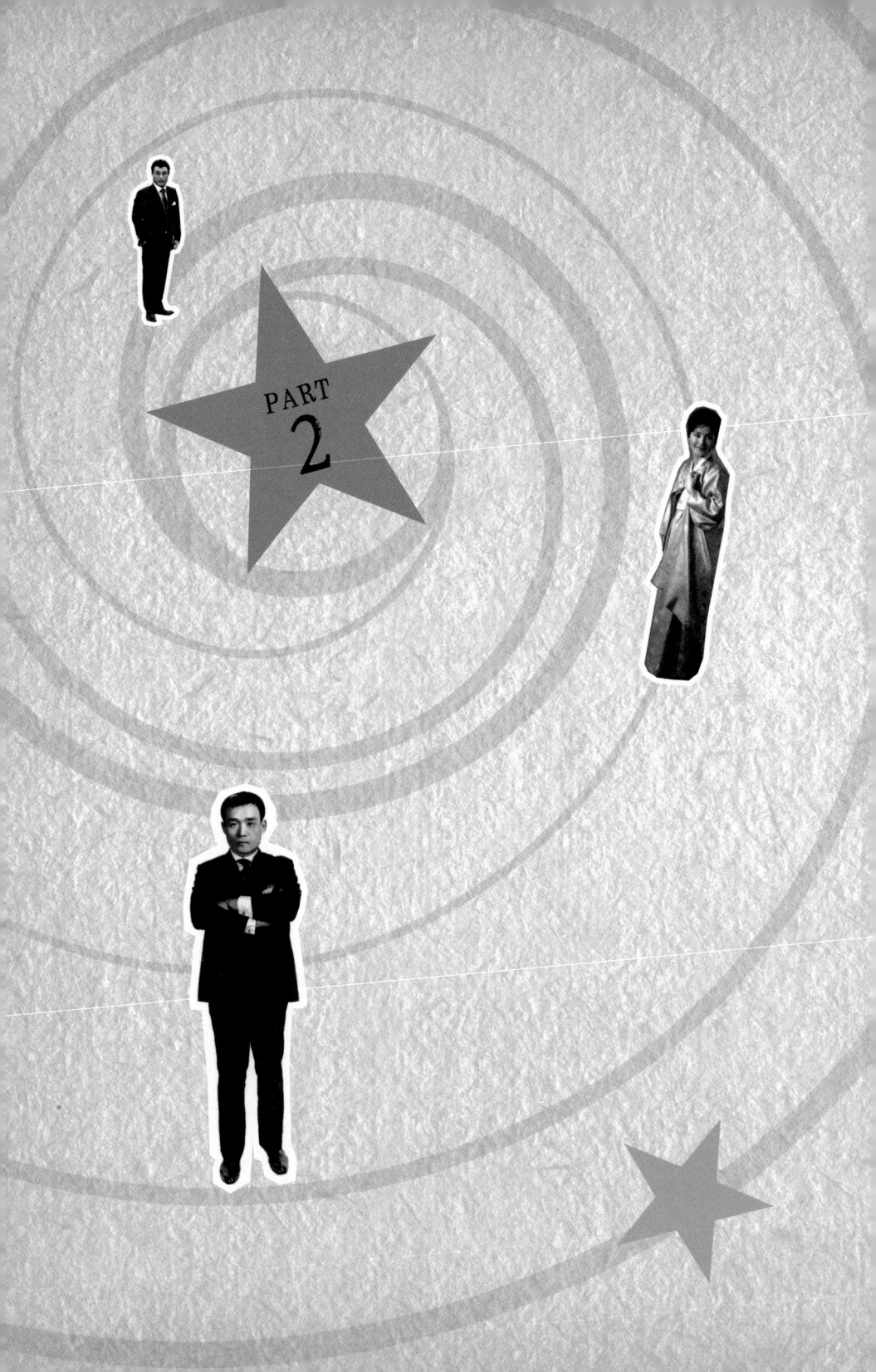

PART 2

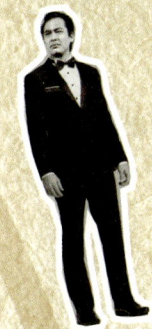

대한민국 대표 시니어 5인
시간여행을 떠나다

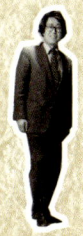
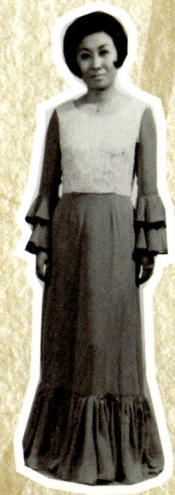

시간여행을 떠날
참가자 찾기

〈황혼의 반란〉 제작진은 실험 참가자를 모집하기 위해 EBS 홈페이지 및 방송 하단 자막을 통해 모집 공고를 냈다.

 EBS 다큐 프라임과 함께 일주일 동안 1980년대 추억여행을 즐기실 70대 후반~80대 참가자를 모집합니다.

모집 공고를 낸 다음 날부터 제작진의 전화는 쉴 틈 없이 울려댔다. 나이 70세 이상의 참가자들은 컴퓨터와 인터넷을 원활하게 사용하기 어려운 것이 사실이라, 지원서는 전화로 제작진이 대신 작성했다. 간혹 본인이 직접 인터넷을 통해 지원서를 보내오는 경우도 있었지만, 자식들이 대신 작성하여 보내거나 문의를 하는 경우가 더 많았다. 또한 부부가 함께 신청하는 경우도 있었다. 또래와 함께 떠나는 여행이라는 사실과 '1980년대로 떠나는 추억여행'이라는 말이 이들에게는 매우 매력적으로 다가갔던 것 같았다.

제작진은 지원자들의 지원서를 꼼꼼히 검토하고, 나이 및 건강 상태 등을 고려해서 몇 명의 지원자를 직접 만나보았다. EBS 본사에서 진행된 지원자들과의 만남은 지원자들이 들어올 때마다 지원서를 몇 번이고 확인하게 만들었다. 70대 후반이 맞는지 나이를 다시 확인하기 위해서였다. 70대이지만, 외형은 60대 초반이라고 해도 믿을 수 있을 정도로 젊었다. 우리가 흔히 생각하는 '노인 이미지'의 노인이 아니었다. 허리는 곧았고, 양손 어디에도 지팡이는 없었으며, 물론 염색을 한 것이겠지만 머리카락은 검은색인 데다가 이야기를 나누는 동안 의사소통에도 전혀 문제가 없었다.

제작진은 이번 시간여행을 통해 신체적·정신적인 변화를 가시적(可視的)으로 확인해야 하는데, 이러한 변화를 확인하기에는 지원자들이 너무나 건강했다. 게다가 일반인 지원자들의 경우 30년 전 자신의 모습을 잘 기억하지 못할 뿐만 아니라, 30년 전과 현재를 비교할 수 있는 사진, 영상을 비롯한 시각적인 자료를 가진 분들도 거의 없었다. 그래서 제작진은 다시 처음부터 참가자들을 찾아야만 했다.

30년 전 자신의 모습을 그리워하며, 그때를 회상하면 즐거운 이들. 그리고 30년 전의 모습과 현재의 모습을 비교해볼 수 있는 시각적인 자료를 가지고 있고, 전형적인 노화의 단계를 거치고 있는 이들이어야만 했다. 제작진은 앞의 조건에 따라 시대를 대표했던 원로 방송인, 지식인, 스포츠인 등으로 방향을 재설정하여 직접 참가자를 찾아 나섰다.

실험에 참여할 6명을 선정하기 위해 원로 배우, 우리나라 최초의 여성 비행기 조종사, 국내 최초의 미스코리아 등 30명 이상의 원로들을 직접 만났다. 먼저 시간여행이라 불리는 실험에 대한 전반적인 소개를 하고, 이를 통해 시청자에게 전달하려고 하는 프로그램의 의도를 비롯해 제작 방향까지 자세하게 설명했다. 대부분의 원로들은 긍정적으로 생각했지만, 아직은 본인이 이런 프로그램에 나올 정도가 아니라며 불편한 심정을 표하는 분도 있었다. 이들 중 참가자 본인의 의사와 가족들의 동의를 얻어 6명의 참가자를 선정하기까지 약 3주 정도의 시간이 걸렸다.

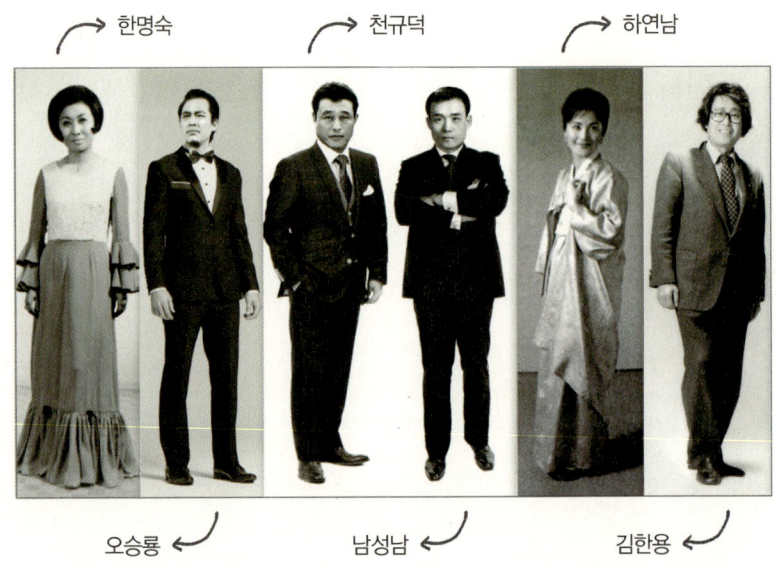

이렇게 선정된 6명의 참가자들은 가수 한명숙 씨(78세), 성우 오승룡 씨(78세), 프로레슬러 천규덕 씨(81세), 코미디언 남성남 씨(82세), 배우 하연남 씨(86세), 사진작가 김한용 씨(89세)다.

시간여행 참가자 6인

과거, 각계각층에서 우리나라를 대표하던 6인. 2012년,

나이가 이미 70을 훌쩍 넘어선 이들의 모습은 우리가 기억하고 있는 예전과는 사뭇 달랐다.

가수 한명숙 씨 _78세

60년대 우리나라 대중가요의 흐름을 바꾼 노래 '노란 샤쓰의 사나이'. 허스키 보이스가 특징인 이 노래의 주인공, 가수

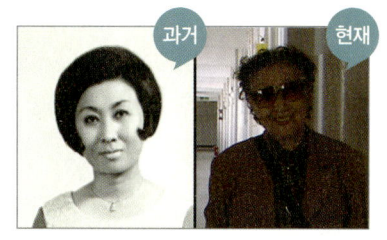

한명숙. 그녀의 등장은 이른바 '미성(美聲) 가수의 시대'에서 '개성시대'로의 전환점이 되었다. 또한 그녀의 히트곡 '노란 샤쓰의 사나이'는 일본을 비롯한 동남아를 강타했다. 덕분에 한명숙 씨는 기억에 남는 재미난 일화도 있다고 한다.

> 내가 부른 '노란 샤쓰의 사나이'가 세계적인 노래지, 뭐. 그 당시 어딜 가도 이 노래만 나왔으니까. 그래서 어떤 외국인은 '노란 샤쓰의 사나이'가 한국의 국가인 줄 알고 길을 가다가 노래가 나오니까 차려 자세로 서 있었다는 거야.

그로부터 벌써 수십 년이 지난 지금, 가수 한명숙 씨는 어떤 모습일까? 그녀를 만나기 위해 수원의 한 아파트 단지 앞으로 찾아갔다. 약속한 시간이 되자 지팡이를 짚고 아파트 공동 현관문을 나오는 그녀. 무대에서 노래하던 예전 모습과는 상당히 다른 모습에 놀랄 겨를도 없이, 근처 카페로 자리를 옮겼다. 현재 자신의 건강상태며 집안 형편 등 근황에 대한 이야기를 나누는 동안, 그녀는 내내 들떠 있는 모습이었다. 홀로 지내다가 오랜만에 사람들과 만나 대화를 한다는 것 자체가 그녀를 들뜨게 한 것 같다. 그러나 나이가 들면서 점점 거울을 보기 싫다고 말하는 한명숙 씨.

> 내가 화장하다 보면 진짜 거울 보기가 싫어요, 내 자신이. 거울 보다 보면 '역시 내가 나이 들었구나', 그리고 또 건강이 조금 안 좋고 그럴 땐 '내가 역시 나이는 먹었구나' 그런 걸 절실히 느끼게 돼요.

나이 들어가고 있는 자신의 모습이 달갑지만은 않은 한명숙 씨는 우리가 기획한 시간여행에 대한 이야기를 듣자, "마음먹기에 따라 달라지는 것은 사실"이라며 매우 반겼다. 실험 참가에 대해 매우 긍정적인 그녀. 그러나 제작진은 지팡이 없이는 걸을 수 없으며, 당뇨병도 심하다는 그녀의 건강상태가 가장 걱정됐다.

성우 오승룡 씨 _78세

우리나라 성우 1기로 사회 고발·풍자 프로그램 〈오발탄〉을 진행하며 '오발탄 오승룡'으로 알려진 성우 오승룡 씨.

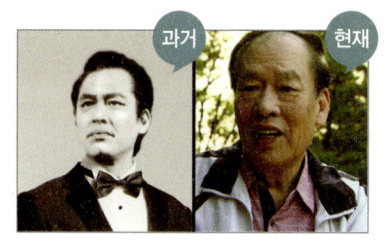

일주일에 한 번 녹음이 있다는 그를 만난 곳은 여의도의 한 방송사 옆 커피숍이었다. 기다리고 있는 제작진에게 허리가 조금 구부정한 모습으로 다가온 그는 영락없는 할아버지였다. 근황에 대한 이야기를 나누던 중 그는 자신이 활발하게 일하던 시절을 이야기할 때 가장 즐거워했다. 그리고 실험에 대한 설명을 들은 그는 1982년을 떠올리기 시작했다. 당시 본인이 진행하던 프로그램이며, 하루에도 녹음이 몇 개씩 있어서 방송국 이곳저곳을 바삐 옮겨 다니며 발생한 에피소드까지.

❝ 그때는 오승룡 없으면, 라디오 방송이 안 됐지. 하루에 한

곳만 한 게 아니고, 아침부터 저녁까지 내가 안 나오는 게 없을 정도였으니까…

마치 어제의 이야기를 하는 듯 생생했다. 당시를 회상하는 것은 즐거우나 실험에 대한 설명을 듣자 의심의 눈초리를 보내오는 그.

> 나 의심이 하나 있어요. 일주일 동안에 과연 뭐가 그렇게 바뀔까요? 나 그건… 몰라요, 정신적으로 뭐 어떻게 바뀔는지는 몰라도 정신적인 건 지금 촬영할 수도 없는 거고. 몸에 어디 뭐 하나… 모르겠어요, 그건.

이렇게 말한 그였지만, 실험 참여에 대해서는 매우 긍정적이었다. 그러나 2011년 11월, 동맥경화 수술을 받은 오승룡 씨. 큰 수술을 받은 지 채 1년도 되지 않아, 일주일간의 시간여행 참가 여부를 그 자리에서 바로 결정할 수는 없었다. 오승룡 씨와의 만남 뒤, 당시 수술을 담당했던 의사에게 프로그램 진행 방식에 대해 이야기를 하며 현재 오승룡 씨의 건강상태를 고려했을 때 혹시 무리가 되는 것은 아닌지 확인했다. 다행히 큰 무리는 없을 것이라는 의사의 조언에 따라 오승룡 씨의 참가도 확정됐다.

프로레슬러 천규덕 씨 _81세

60~70년대 국민적 사랑을 받은 한국 프로레슬링. '당수의 달인', '당수귀신' 등으로 불리며 최고의 스타로 활약한 프로레슬러 천규덕 씨. 검은 타이츠가 트레이드 마크였던 그를 만난 곳은 서울 시청 앞의 한 햄버거 프랜차이즈였다. 검은 선글라스에 모자를 쓰고 약속 시간보다 먼저 와서 제작진을 기다리고 있던 그는 과거에 비해 많이 왜소해진 모습이라 단번에 알아보기 어려웠다. 우리가 근황에 대한 질문을 하기도 전에 천규덕 씨는 출연을 고사하기 위해 나왔다며 먼저 말을 꺼냈다. 한 시간여 동안 우리는 프로그램에 대한 소개를 했고, 참여에 대한 선택은 천규덕 씨 본인 스스로 내릴 수 있도록 시간을 드리기로 했다.

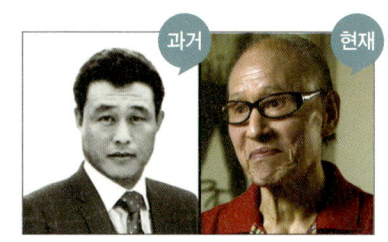

그리고 며칠 뒤 천규덕 씨의 장남인 탤런트 천호진 씨로부터 프로그램에 대한 문의 전화가 왔다. 우리는 프로그램 제작 방향 및 진행 방식에 대해 상세히 설명했다. 아버지를 걱정하는 자식의 마음이 전화를 통해서도 고스란히 전달되었다. 그 후 천규덕 씨는 가족들과의 상의 끝에 우리에게 참여하겠다는 전화를 걸어왔다. 며칠 뒤 "지금 해보고 싶은데, 잘 되지 않는 것이 있으신가요?"라는 사전 심리 면담 질문에 천규덕 씨는 이렇게 대답했다.

> 이 나이에 '하고 싶다'는 것을 가진다는 것이 조금 그렇습니다. 왜냐하면 지금 내가 하고 싶어도 사회가, 그리고 주위가 이 노인에 대해 어떤 것을 생각해주는 곳이 없는 걸로 생각됩니다. 60대, 50대면 모르지만 말이죠. 80 노인을 어디에 쓰겠습니까?

천규덕 씨의 대답에는 노인들이 보는 우리 사회의 모습이 그대로 드러나 있었다.

코미디언 남성남 씨 _82세

코미디계의 전설로 불리는 남철·남성남 콤비. 일명 '왔다리 갔다리' 춤으로 전 국민을 웃

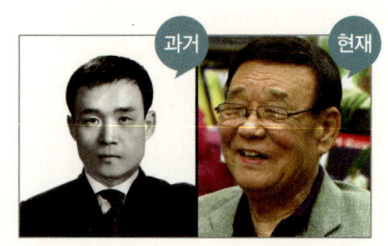

긴 코미디언 남성남 씨. 2012년 현재는 과거 그의 모습을 기억하는 사람이 많지 않다. 나이 80이 넘은 그는 예전과 같은 모습일까? 외형적으로는 매우 건강해 보이는 그이지만, 코미디에 대한 이야기를 할 때는 서글픔이 전해졌다.

> 이제는 시대가 변해서 예전에 내가 하던 코미디를 할 무대가 없어. 그래서 지금은 MC 남성남, 가수 남성남으로 무대에 서지. 나 이제 가수 남성남이에요~

여전히 과거의 유쾌한 모습을 간직하고 있는 그. 겉으로는 나이 들어가는 것에 잘 적응하고 있는 듯 보였다.

> 젊었을 적에는 그런 걸 몰랐어요. 나이가 들면서부터 '아, 마누라가 중요하다.' 마누라가 없으면 못 살 정도로 아주 행복합니다.

그러나 이 말 또한 과거와 달라진 현재에 대한 아쉬움을 여실히 담고 있다. 과거에는 일 때문에 밖에서 다른 사람들과 보내는 시간이 많았지만, 지금은 집에서 부인과 함께 보내는 시간이 많아졌다는 것을 의미하기 때문이다. 마음은 아직도 하루에 몇 번이고 무대에 서고 싶은 남성남 씨지만, 현실은 예전과 다르다. 실험 참여에 대해 적극적이었던 남성남 씨는 자신의 단짝인 남철 씨와 함께 참여하고 싶다고 했으나, 당시 남철 씨는 건강상의 문제로 참여할 수가 없었다.

배우 하연남 씨 _86세

'한국의 오드리 햅번'이라 불릴 정도의 빼어난 미모로 윤봉춘 감독의 〈처녀별〉에서 최고의 연기를 보여준 배우, 하연남.

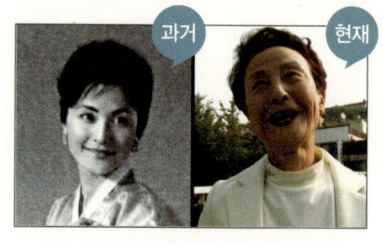

해방 직후 한국 빙상을 이끌었던 전 스케이트 국가대표 이효창 선생의 부인인 그녀는 남편이 세상을 떠난 뒤 혼자 생활하고 있었다. 배우에서 발명가로 변신했다는 그녀를 만난 곳은 이태원에 위치한 그녀의 집이자 작업실이었다. 오른손에 스카프를 두르고 집 안 곳곳에 놓인 신문기사와 상패를 가리키며 설명하기 바쁜 그녀. 86세의 나이가 믿기지 않을 정도로 여전히 아름다웠으며, 몸도 건강해

보였다. 피난 시절 포탄의 파편에 맞아 오른손을 다쳤다는 하연남 씨는 한쪽 손으로 일상생활을 모두 해내고 있었다. 그러나 하루가 다르게 변하는 자신의 모습이 너무나 안타깝다고 말하는 그녀.

> 지금 나는 완전히 쇠약해졌다고 생각하고 있어요. 아마 40%는 달라졌다고 생각해요. 기억력, 걸음걸이, 귀 안 들리는 거…. 영 달라졌어요. 나는 첫째, 이 다리가 좋아졌으면 싶어요. 그래서 다시 젊어질 수 있다니, 마음이 굉장히 황홀합니다.

다시 과거로 돌아갈 수 있을지도 모른다는 기대감이 그녀를 들 뜨게 하고 있었다.

사진작가 김한용 씨 _89세

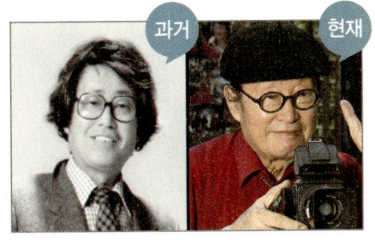

국내 최초의 사진 스튜디오 '김한용 사진연구소'의 주인공. 대한민국에 처음으로 컬러 현상 시스템을 도입하고, 80년대까지 우리나라의 거의 모든 컬러 광고사진을 찍으며 한국 광고사진

을 개척해온 선구자 김한용. 충무로에 있는 그의 사진연구소를 찾아간 제작진은 벽에 빈틈 하나 없이 빼곡하게 붙어 있는 사진을 보고 깜짝 놀라지 않을 수 없었다.

매일 사진들과 대화를 나누며 생활하고 있다는 그는 89세라는 나이가 믿기지 않을 정도였다. 청바지에 컬러풀한 셔츠와 모자, 팔찌 그리고 '하하하' 하는 호탕한 웃음소리까지. 그러나 구부정한 다리와 보통의 목소리로는 의사소통이 불가능할 정도로 기능이 떨어진 청력은 그의 나이를 속일 수 없었다. 이번 시간여행에 대한 의도와 방법 등을 충분히 설명하자 김한용 씨는 그 자리에서 단번에 참여를 결정했다. 그리고 그는 과거로 되돌아간다는 말에 매우 즐거워했다.

> 59세면 한창 일할 때란 말이에요. 말만도 기분이 좋아요. 아, 한번 59세가 되어본다. 그거 자체가 기분 좋은 거죠.

성격, 건강상태, 과거 직업 등을 고려해서 6명의 시간여행 참가자들이 정해졌다. 참가자들의 나이와 건강상태 그리고 혹시 모를 응급상황 등을 고려했을 때, 일주일간의 여행은 날씨가 추워지기

전에 떠나야 했다. 출연자가 모두 선정된 것은 9월. 날씨 변화 속도를 고려했을 때, 늦어도 10월에는 실험을 시작해야 했다. 본격적인 실험 전에 일주일간의 일정을 확정하고, 실험 전후로 참가자들의 신체 및 정신 기능 검사 등을 진행해야 했다.

6인을 알아가는
첫 번째 단계, 면담

시간여행을 떠나기 전, 노인상담전문가 김은미 교수가 참가자들을 만났다. 면담은 최대한 참가자와 전문가 둘만이 진행할 수 있도록 했고, 참가자들의 환경과 심리상태를 사전 체크하는 것을 목적으로 했다. 그리고 미로검사도 함께 진행했다. 미로검사는 빠른 시간 내에 길을 찾아나가는 것도 중요하지만, 길이 막혔을 때 어떤 반응을 보이며 대처하는지가 더욱 중요한 검사다. 이를 통해 참가자들의 삶에 대한 계획성과 체계화 능력을 판단할 수 있다.

과거와는 너무나 다른 환경에서 생활하고 있는 한명숙 씨의 현재 심리상태는 어떨까? 그녀는 한 시간여의 면담 시간 동안 신체

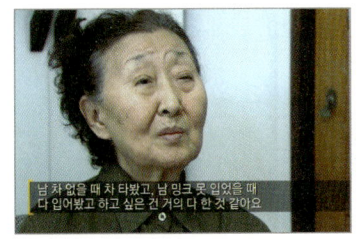
적·경제적인 면에서는 힘들다고 말했다. 현재와 관련된 대부분의 질문에는 '어렵다', '힘들다'와 같은 부정적인 표현들을 자주 사용한 반면, 과거에 대한 회상 및 노래와 관련된 질문에는 '즐겁다', '행복하다'와 같은 긍정적인 표현들을 주로 사용했다.

> 내 전성시대와 이렇게 나이 든 현재와의 차이점이 많으니까 내가 너무 힘들어하는 거예요. 노래하는 순간도 그렇지만, 제가 이 세상에서 남들이 갖지 못하는 최고 위치도 올라서봤고요. 또 한동안은 경제적이나 모든 면에서 다 하고 싶은 대로 해봤어요. 남들 차 없을 때 차 타봤고, 남들 밍크 못 입었을 때 밍크도 다 입어봤고, 이렇게 하고 싶은 건 거의 다 한 것 같아요.

언제나 밝고 명랑해 보이던 그녀의 1차 면담 결과는 가히 충격적이었다. 면담을 진행한 김은미 교수는 심각한 우려를 표했다.

> 한명숙 씨에게 잠재되어 있는 극심한 우울증과 특히 삶에 대한 계획성 및 체계화 능력이 매우 저조해, 일주일간의 실험이 그녀에게 과연 어떤 영향을 미칠 수 있을지 우려됩니다.

한명숙 씨와 동갑내기 참가자인 78세 성우 오승룡 씨. 그는 면담 시간 내내 방어적인 자세를 유지했다. 본인의 일과 관련된 물음에는 매우 자세하면서도 길게 답변을 이어가며 연신 기분 좋은 설렘을 내비친 반면, 개인사와 관련된 질문에는 "뭐~ 다 똑같지 않나?"라며 답변 대신 반문으로 대답을 피하는 모습을 자주 보였다. 계속되는 같은 질문에는 마지못해 간략하면서 보편적인 답변만을 했다. 미로 검사는 매우 잘 수행해 계획성 및 체계화는 우수한 편이었으나, 면담에서의 방어적인 태도 때문에 김은미 교수는 심도 있는 분석이 어

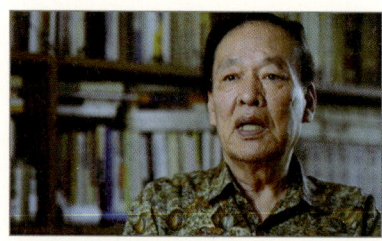 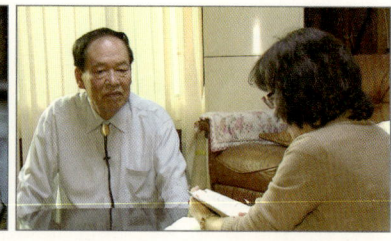

◀ 일과 관련된 물음에는 자신 있게 대답하는 반면, 개인사와 관련된 질문에는 방어적인 태도를 보인 오승룡 씨.

렵다는 판단을 내렸다. 그의 이런 방어적인 태도는 무엇 때문일까?

❝ 〈오발탄〉 할 때가 제일 기분이 좋았어요. 어디 가든지 '오발탄'이란 별명이 붙어 있고, 그땐 내가 해서 안 되는 일이 없었으니까. 빽이 내가 빽이야.

프로레슬러 천규덕 씨는 81세라는 나이에 적응하기 위해 노력하는 모습이 매우 인상적이었다. 과거와 다름없이 매일 운동을 하지만, 운동의 종류가 다르다. 근육을 만들어야 하고 많은 힘을 필요로 했던 과거 운동법에서 80이 넘은 현재는 약식(略式)의 팔굽혀펴기와 쪼그려 앉았다 일어나기 등의 간단하면서도 쉬운 운동을 매일 반복하고 있었다. 과거보다 여위고 힘이 빠진 노인의 모습이지만, 레슬링으로 국민들에게 감동을 선사하던 과거 이야기를 하는 그의 모습에서는 여전히 강력한 힘이 느껴졌다.

❝ 링에 올라가서 시합을 할 때 '내가 이 선수들하고 일본 선수를 이겨야 된다. 이겨서 우리 국민을 기쁘게 해줘야겠다' 이러한 자부심이 마음에 닿았던 것 같습니다.

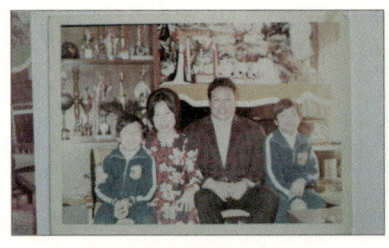 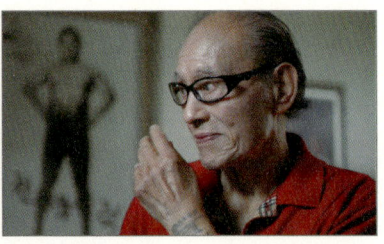

◼ 젊은 시절에 아이들과 함께 찍은 사진(왼쪽)과 딸 이야기를 하며 눈물을 닦아내는 천규덕 씨의 모습(오른쪽).

이렇게 강인한 모습을 보이던 그에게도 말 못 할 사연이 있다. 3세의 어린 나이에 세상을 떠난 천규덕 씨의 첫째 딸. 당시 이야기를 덤덤하게 풀어내다 이내 눈물을 흘리고 마는 천규덕 씨. 벌써 몇 십 년이 지난 일이지만 가슴속 이야기를 진실하게 털어놓는 그의 모습은 전 국민을 열광시켰던 프로레슬러 천규덕이 아닌, 아버지 천규덕이었다.

코미디언 남성남 씨는 부인과 함께 면담에 참석했다. 다른 참가자들과 마찬가지로 질문은 남성남 씨 본인과 관련된 것들이었다. 그런데 거의 대부분의 질문에 부인이 먼저 답변을 하거나 남성남 씨의 의견에 반대하는 답변을 했다. 예를 들어, "지금까지 삶을 되돌아봤을 때, 몇 점짜리 아빠 혹은 남편인 것 같은가요?"라는 질문에 남성남 씨는 "70점"이라고 대답했다. 그러자 그의 부인은 그의 말이 끝나기 무섭게 "50점"이라고 말했고, 남성남 씨는 그녀의 말이 옳다고 고개를 끄덕였다. 성격과 관련된 질문에서도 "당신이 대답해"라며 대답을 부인에게 넘기는 모습도 보였다.

전문가 행복했던 일 중에서 기억에 남는 일이 있는지요?
남성남 할머니한테 물어봐요. 할머니가 잘 알아요.

남성남 씨에게 과거에 비해 달라진 점이 어떤 것이 있는지 묻자 부인은 주저하지 않고 답하기 시작했다.

변화가 많죠. 젊었을 적에는 저하고 있는 시간이 없었는데, 지금은 저하고 있는 시간이 많고. 또 젊었을 적에는 의상이나 거울, 외모에 무척이나 집착하시던 분이 이제는 아무 의상이나 걸치시고, 아무렇게나 차리고 나가시는 걸 보면 속상하죠.

그러나 정작 남성남 씨 본인은 자신의 변화에 대해 답하지 않았다. 노인상담전문가 김은미 교수는 질문에 대한 그의 답변과 태도 등을 통해 볼 때, 남성남 씨는 상당히 의존적이며 본인 스스로 중심

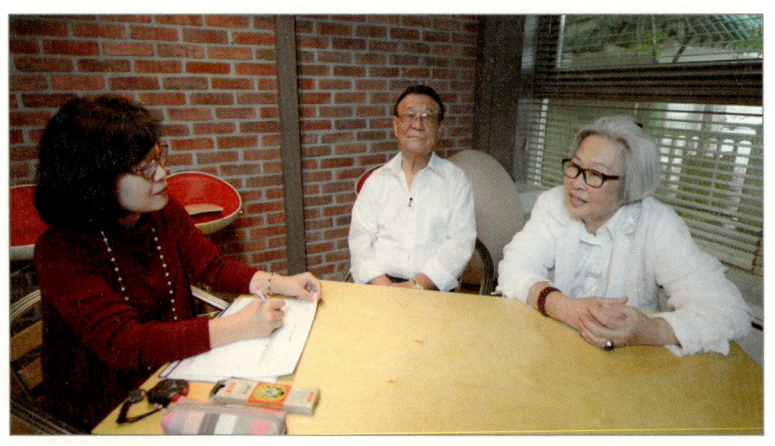

◁ 남성남 씨는 의자에 등을 기대고 앉아 있고, 부인은 몸을 앞으로 숙이고 답변하고 있는 모습에서 남성남 씨의 주변인 같은 성격을 알 수 있다.

인물이 되기보다는 주변인이 되는 것을 선택하고 있는 듯하다고 분석했다. 본인 스스로도 잘 나서지 못하는 자신의 성격이 이제는 좀 바뀌었으면 한다고 말한 남성남 씨. 과연 이런 그의 성격도 변할 수 있을까?

　배우 하연남 씨의 면담 시간은 다른 참가자들에 비해 무척 길었다. 그녀는 기복이 심한 감정을 다스리기 어려워하고, 본인이 생각하는 답변을 하지 못했을 때는 몇 번이고 다시 하기를 원했다. 아픈 과거와 관련된 질문에는 답변을 회피하거나 과장되게 말하는 경향을 보였지만, 배우 및 발명가로서 자신의 모습을 이야기할 때는 목소리의 톤이 높아지며 무척 흥분된 모습을 보였다. 특히 자신의 외모와 관련된 부분을 이야기할 때는 더욱 그랬다.

전문가 여자이고 싶으세요?

하연남 그럼, 여자로서 예쁘게 죽고 싶어. 예쁜 얼굴로 선녀처럼.

전문가 선녀처럼 예쁜 얼굴로요?

하연남 나는 선녀처럼 보이는 게 좋아요.

미로검사에서도 길이 막히면 다른 길을 찾으려 하기보다는 먼저 포기를 했고, 할 수 있다는 전문가의 응원에도 처음 몇 번은 시도를 해보다가 6·25 때 다친 오른손이 불편하다는 이유로 더 이상 하지 않으려 했다. 김은미 교수는 이런 그녀의 모습을 종합적으로 봤을 때 '연극성 성격장애'를 의심했다. 마치 연극을 하듯이 들떠 있고, 무대의 주인공이 된 듯 타인의 관심과 주목을 끌기 위해 과장되게 행동한다는 것. 이런 특징을 가진 대부분의 사

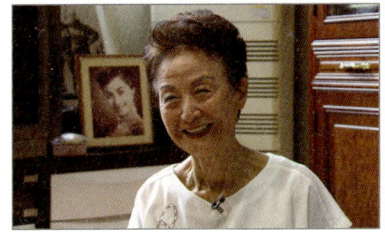

람들은 자신의 틀에서 벗어나기가 쉽지 않다. 그러나 틀에서 벗어나면 원활한 일상생활이 가능해져 삶의 질이 바뀐다고 한다. 그래서 제작진은 이번 실험이 그녀가 자신의 틀에서 벗어날 수 있는 기회가 될 수 있지 않을까 기대했다.

참가자 중 가장 고령인 사진작가 김한용 씨는 자신의 신체적인 변화를 아주 잘 받아들이고 있었다. 면담 시작 전, 전문가에게 "나는 귀가 잘 안 들리니 크게 얘기해주세요"라고 먼저 이야기할 정도였다. "일상생활 중에서 '나도 이제 나이를 먹었구나' 하고 느낄 때가 있으신가요?"라고 묻자, 자신의 경험을 예로 설명했다.

> 횡단보도를 건너려는데 신호가 조금 남아서 뛰려고 했더니, 넘어지더라고요. 그래서 뛰는 건 '안 되겠다'라고 느꼈습니다. 이런 것들을 체험으로써 시정을 합니다.

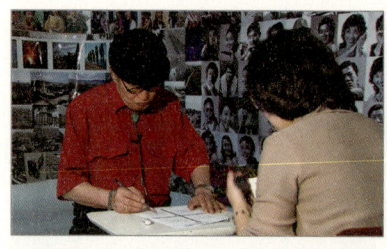 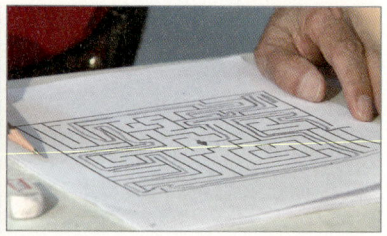

🔊 김한용 씨는 가장 어려운 마지막 미로검사를 실수 없이 빠르게 마쳤다.

김한용 씨는 참가자 중 미로검사를 가장 빠르고 정확하게 수행한 참가자였다. 주어진 시간보다 빠르게 검사를 마쳤으며, 길을 찾는 데 실수도 없었다. 검사를 하는 동안 빠르게 움직이던 그의 눈동자로 미루어봤을 때, 사물과 배경 그리고 카메라 앵글의 안과 밖을 동시에 봐야 하는, 사진작가라는 직업의 특수성 때문인 듯했다.

시간여행을 위한
장소 준비

　과연 '시계 거꾸로 돌리기 실험'은 어디에서 할 수 있을까? 30년이라는 시간을 거슬러가야 하는 실험의 특성상 장소도 매우 중요하다. 먼저, 참가자들이 1982년에 집중할 수 있도록 현재 그들이 생활하는 서울에서 벗어난 곳이 적합하다. 그리고 참가자들에게는 그들이 30년 전에 그랬던 것처럼 각자 독립적으로 생활할 수 있는 방이 하나씩 주어져야 한다. 이것은 엘렌 랭어 교수의 최초 실험에서도 매우 중요한 요소였다.

　우리는 노인이라고 하면, 반드시 도움이 필요하다고 생각하는 경향이 있다. 그래서 단 한순간도 그들을 혼자 두지 않는 것이 효도

이며, 그들을 위한 일이라고 믿는다. 그러나 우리의 이러한 태도는 노인들로부터 스스로 할 수 있는 최소한의 기회마저 빼앗아버리는 행위가 될 수 있다. 각자의 방을 정리정돈하거나 옷을 갈아입는 기본적인 행동은 누군가의 도움을 필요로 하기보다는 시간이 걸리더라도 혼자 할 수 있도록 하는 것이 그들을 돕는 일이다. 그리고 노인들의 사생활을 보호하는 것이기도 하다.

참가자들에게 각자 방을 사용하게 한 것은 이들에게 독립된 공간을 제공함으로써, 젊은 시절처럼 작은 일 한 가지라도 본인 스스로 할 수 있게 하기 위함이다. 아주 사소하고, 작은 일이라도 상관없다. 책을 읽기 위해 책상 쪽으로 이동하고, 읽은 책을 갖다놓거나 문을 닫고 옷을 갈아입는 것 등은 나이가 들어도 충분히 할 수 있는 일들이다. 비록 젊은이들보다 시간이 좀 더 걸릴지는 몰라도 말이다.

그리고 마지막으로 참가자들이 함께 모일 수 있는 공동 공간도 필요하다. 일주일 동안 공동 공간에서는 많은 일정이 진행된다. 30년 전 그들이 그랬던 것처럼, 새로운 친구를 사귀기도 하고 서로 적당한 도움을 주고받으며 주어진 일정에 참여하기도 할 것이다.

앞의 세 가지 조건을 고려하여 선택한 장소는 독채 펜션이다. 건물은 총 3층이며 1층에는 방 3개와 작은 공동 공간이 있고, 2층에

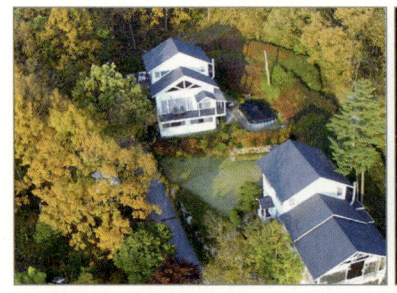 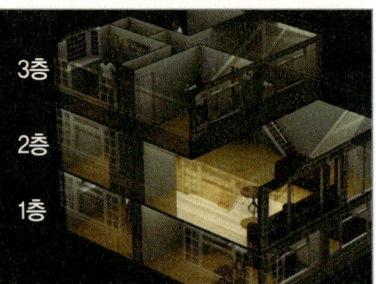

는 넓은 거실과 주방이 있다. 그리고 3층에는 방 3개와 작은 공동 공간이 있다. 각 층은 모두 계단을 통해서만 이동할 수 있으며, 1층과 2층은 외부 계단으로 연결되어 있고, 2층과 3층은 내부 계단으로 연결되어 있다. 참가자들의 안전을 위해 계단과 난간의 안전성도 다시 한 번 확인했다.

시간여행을 위한 장소 꾸미기

5명의 참가자들이 6박 7일 동안 머물게 될 장소는 1982년에 맞게 꾸며졌다. 30년 전의 노래를 들을 수 있는 LP판과 턴테이블, 1982년 이전의 포스터와 잡지. 그리고 1982년을 대표하는 텔레비전 프로그램과 당시 신문, 달력까지. 과연 이것들이 참가자들의 마음을 움직여 신체의 변화를 일으킬 수 있을까?

노인상담전문가 김은미 교수는 곳곳에 비치된 이러한 소품들이 참가자들의 정신뿐만 아니라 신체에도 긍정적인 영향을 미칠 것이라고 말한다.

> 참가자들의 마음을 젊은 시절이었던 1982년으로 돌려놓는다면, 신체에도 영향을 미칠 것이라 생각합니다. 따라서 2012년에 익숙한 참가자들의 생각을 30년 전으로 되돌리기 위해서는 그때를 회상할 수 있는 다양한 소품들이 필요한 것이죠.

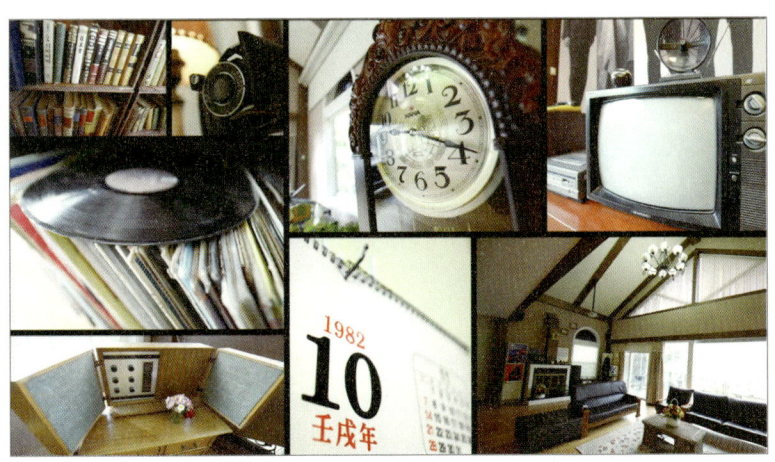

참가자들 각자의 방은 참가자들이 직접 30년 전을 회상하며 챙긴 물건들로 꾸몄다. 우리는 참가자들에게 30년 전의 나이가 적힌 추억상자를 전달하고, 이 상자에 1982년 이전의 물건들을 담아달라고 요청했다.

48세 한명숙 씨의 추억상자에는 '노란 샤쓰의 사나이' 앨범부터 당시 동료들과 함께 찍은 사진이 담겨 있었다. 또한 30년 전 자신이 즐겨 입었던 옷과 액세서리 등도 가득 들어 있었다. 제작진은 이 물건들로 1층에 있는 한명숙 씨의 방을 꾸미기 시작했다.

48세 오승룡 씨의 추억상자에는 당시 진행하던 〈퀴즈 올림픽〉이라는 프로그램을 녹음한 테이프와 가족사진, 과거 신분증, 즐겨 입던 옷 등이 담겨 있었다. 그다음으로는 자신과 가족 사진, 가장 좋아하는 옷이 있었다. 1층 한명숙 씨 옆방에 오승룡 씨의 방을 꾸미기 시작했다. 48세 동갑내기라 서로에게 도움이 될 것이라 기대했다.

51세 천규덕 씨의 추억상자는 뚜껑이 닫히지 않을 정도로 많은 물건들이 들어 있었다. 프로레슬링 출전 포스터며 신문과 잡지 등에 난 기사와 1982년 10월까지 받은 트로피, 그리고 출전 당시 직접 입었던 의상까지. 모두 프로레슬러 천규덕을 대표하는 물건들이었다. 이 물건들은 모두 1층 천규덕 씨의 방에 배치되었다.

52세 남성남 씨의 추억상자는 묵직했다. 상자 안에는 코미디 프로그램에 출연한 자신의 모습이 담긴 사진과 각종 트로피, 앨범, 부인 사진 등이 있었다. 추억과 이야기가 담긴 중요한 물건들이기에 흠집이 나거나 분실되지 않도록 각별히 주의하며 3층에 남성남 씨의 방을 꾸몄다.

56세 하연남 씨의 추억상자는 젊은 시절 사진이 담긴 액자와 앨범, 출연 당시 입었던 의상 등으로 채워졌다. 3층 하연남 씨의 방은 그녀가 가져온 사진과 의상 외에 영사기를 방 한쪽에 배치했다. 〈처녀별〉에 출연하던 영화배우 시절의 모습을 그리워하는 그녀를 위한 선물이다. 30년 전으로 시간을 돌리기 위한 장치인 셈이다.

59세 김한용 씨의 추억상자에는 자신의 사진집과 사진기, 그리

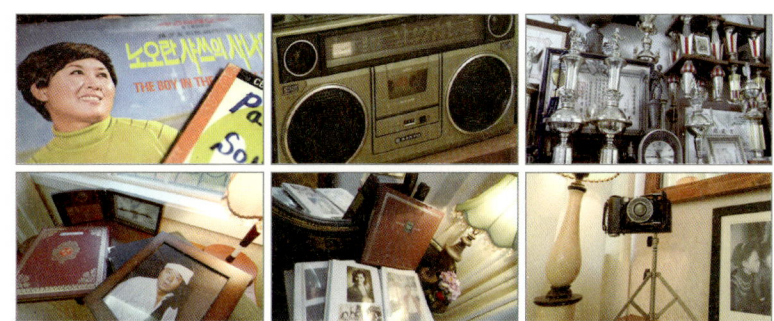

고 어린 시절 자식과 부인의 모습이 담긴 사진이 있었다. 3층 하연남 씨 옆방에 김한용 씨의 방을 꾸미기 시작했다. 김한용 씨가 직접 챙긴 소품들과 1982년 당시 김한용 씨의 심사평이 실린 사진 잡지를 좀 더 비치했다.

집 안 곳곳에 비치된 소품들은 우리가 점화라고도 부르는 프라이밍(priming)으로, 어떤 생각이나 관념들을 사전 자극하기 위한 요소다. 시간여행에 앞서 제작진은 프라이밍, 즉 사전자극이 신체에 미치는 영향을 실험으로 확인해봤다. 먼저 20대부터 60대까지 다양한 연령대의 사람들을 각기 다른 동영상을 시청할 세 그룹으로 나눈다. 노인에 대한 부정적인 고정관념이 담긴 동영상을 시청하고 부정적인 단어 맞추기를 할 그룹, 노인에 대한 긍정적인 고정관념

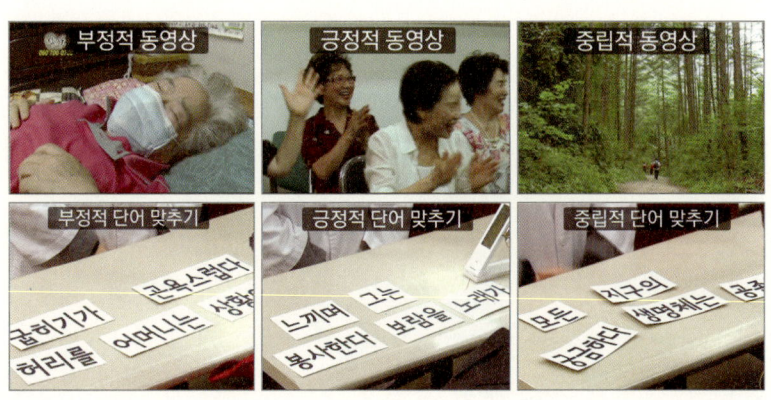

이 담긴 동영상을 시청하고 긍정적인 단어 맞추기를 할 그룹, 마지막으로 노인에 대한 고정관념과 아무런 상관이 없는 중립적인 동영상을 시청하고 중립적인 단어 맞추기를 할 그룹으로 나누었다.

사전자극에 따라 신체가 변한다는 실험의 의도를 알 수 없도록, 참가자들에게는 동영상 시청 후 언어능력을 측정하는 언어유창성 실험이라고 소개했다. 그러자 참가자들은 몰입해서 동영상을 시청하고, 문장 맞추기를 했다. 두 가지 사전자극 후, 참가자들은 단어 기억능력을 측정 받게 된다. 참가자들은 이것을 마지막으로 모든 실험이 끝난 줄 알지만, 실험은 아직 끝나지 않았다. 그들이 알 수 없도록 걸음걸이 속도를 측정했다. 사전자극 전 대기실에서 강당까지, 사전자극 후 강당에서 대기실까지의 걸음걸이 속도를 측정했다. 과연, 20분도 채 되지 않는 시간 동안의 사전자극(동영상 시청)이 신체와 정신에 어떤 영향을 미칠 수 있을까?

먼저 단어 기억능력 측정 결과를 보자. 노인에 대한 부정적인 고정관념을 점화한 집단의 점수는 22점인 데 반해 노인에 대한 긍정적인 고정관념을 점화한 집단은 38점으로 나타났다. 걸음걸이 속도에도 큰 차이를 보였다. 노인에 대한 부정적인 동영상과 문장으로 사전자극을 받은 그룹은 자극 전과 비교했을 때 걸음걸이 속도가 7.5% 느려졌다. 반면, 노인에 대한 긍정적인 동영상과 문장으로 사전자극을 받은 그룹의 걸음걸이 속도는 오히려 13.6% 빨라졌다.

이 실험 결과로 미루어봤을 때, 30년 전으로 꾸며진 실험집도 참가자들에게 매우 효과적인 사전자극이 될 것이다.

1982년을 대표하는 것들

장소만 1982년에 맞춰 꾸민다고 참가자들이 30년 전으로 돌아갔다고 느낄까? 아니다. 당시를 회상하며 이야기를 나눌 수 있는 '이야깃거리'가 필요하다. 엘렌 랭어 교수의 초기 실험에서는 20년 전에 유행하던 텔레비전 프로그램을 매일 저녁 시청하게 하여, 참가자들이 지금을 그때라 생각하고 토론하도록 했다.

그래서 제작진도 1982년에 유행하던 텔레비전 프로그램과 영화를 찾기 시작했다. 이번 시간여행을 위해 준비한 프로그램은 〈전원일기〉, 〈수사반장〉, 〈웃으면 복이 와요〉, 〈쇼쇼쇼〉, 프로야구 원년이었던 1982년의 야구경기였다. 이렇게 1982년을 상기할 수 있는 당시 인기 프로그램과 시간여행 참가자가 직접 출연한 프로그램을 찾아 준비했다. 영화는 방송 관계상 19세 이상 관람불가 영화를 제외하고 영상 자료가 남아 있는 것들 중에서 〈바람과 함께 사라지다〉, 〈로마의 휴일〉, 〈자유만세〉를 준비했다. 배우인 하연남 씨의 데뷔작인 〈자유만세〉는 영화배우 시절 자신의 모습을 그리워하는 그녀와, 하연남 씨가 출연한 작품을 궁금해하는 다른 참가자들을 위한 것이다. 안타깝게도 그녀의 대표작인 영화 〈처녀별〉은 영상 자료로 남아 있지 않았다.

준비한 비디오테이프는 거실 텔레비전 아래 비치됐다. 참가자들이 스스로 프로그램을 선택할 수 있도록 하기 위해서였다. 아주 사소한 의사 결정이지만, 이것이 앞으로 그들에게 많은 변화를 불러일으킬 것이기 때문이다.

참가자들의 변화를 확인하기 위한
1차 신체 및 정신 기능 검사

참가자들의 신체적·정신적인 변화는 어떻게 확인할 수 있을까? 엘렌 랭어 교수가 세계 최초로 이 실험을 진행할 당시, 노화를 측정할 수 있는 방법을 찾기 위해 다양한 분야의 의사를 비롯해 노인 전문가들을 두루 만나보았다고 한다. 그리고 전문가들에게 물었다. "특정한 대상을 보고 누구는 50대, 누구는 80대라고 구분할 수 있는 방법이 있는가?" 그러나 어느 누구도 방법을 제시하는 이는 없었다. 당시 전문가들은 모두 한결같이 "그런 방법은 없다"라고 대답했다고 한다.

그래서 그녀는 우리가 일명 '노화 증상'이라고 부르는 현상을 변화를 확인하는 기준으로 삼았다. 나이가 들면 줄어든다고 알고 있는 키와 몸무게를 비롯해서 기억력, 걸음걸이 속도, 청력, 악력, 유연성, 균형감각, 손가락 길이 등을 쟀다. 그리고 일주일간의 실험 뒤 다시 한 번 이 검사를 실시해 실험이 신체에 미친 변화를 확인하는 기준으로 삼았다.

최초 실험으로부터 34년이 흐른 2012년. 이제는 노화를 측정하는 객관적인 방법이 있지 않을까? 우리는 이화여자대학교병원을 찾아갔다. 실험의 목적과 의도를 밝히고 병원의 협조를 요청했다. 건강검진부터 신체적인 변화를 측정하는 것은 가정의학과에서, 인지기능을 비롯한 정신적인 변화를 측정하는 것은 정신건강의학과에서 진행하기로 했다.

혈액검사, 소변검사, 혈압, 청력, 심전도, 체성분분석기 인바디 등의 건강검진은 참가자들의 변화를 의학적으로 살펴볼 수 있는 객관적인 자료로 쓰이게 된다. 고령인 실험 참가자들은 여느 노인들과 같이 노인성 질환을 앓고 있었다. 그래서 참가자 모두 혈압과 당뇨병 약을 복용하고 있었다. 이번 시간여행이 이런 노인성 질환까지 호전시킬 수 있을지는 모른다. 그러나 이번 실험을

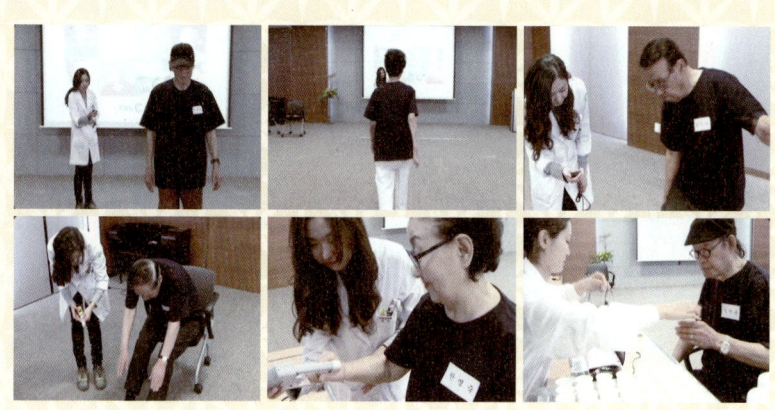

대한민국 대표 시니어 5인, 시간여행을 떠나다

계기로 호전될 수 있다면, 그 변화는 건강검진을 통해 확인할 수 있을 것이다.

걸음걸이의 변화라든지 유연성이나 균형감각 등과 같이 일상생활과 밀접하게 관련 있는 생활밀착형 항목은 가정의학과에서 추가로 진행하기로 했다. 검사방법은 매우 간단하다.

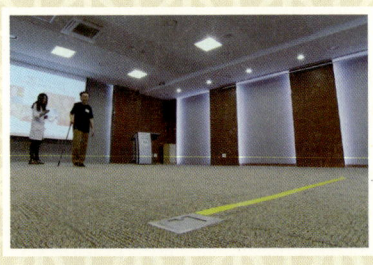

걸음걸이 속도

나이가 들면 나타나는 가장 보편적인 현상이라고 알고 있는 걸음걸이 속도 저하. 이번 실험이 걸음걸이 속도에도 영향을 미치는지 확인해보기 위해 두 가지 방법으로 측정한다. 첫 번째는 5m 거리를 보통 걸음걸이 속도로 왕복하는 데 걸리는 시간을 잰다. 두 번째는 5m 거리를 최대한 빠른 속도로 왕복하는 데 걸리는 시간을 잰다.

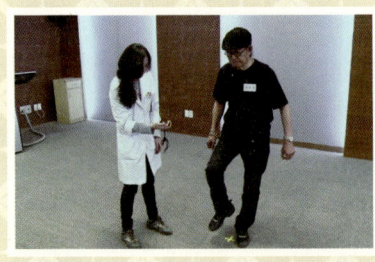

균형감각

똑바로 걷거나 계단을 오르내리는 데 영향을 미치는 균형감각. 참가자들은 한쪽 다리를 들고 자신이 할 수 있는 만큼 서서 몸의 균형을 잡는다. 이때의 시간을 측정해 일주일 전과 후를 비교해볼 것이다.

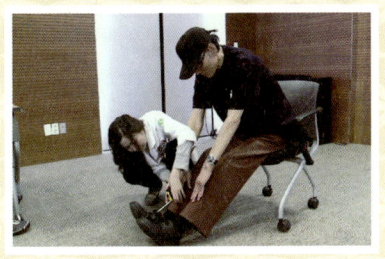

유연성

바닥에 있는 물건을 줍거나 내려놓는 행동과 관련 있는 유연성. 참가자는 의자에 앉아 다리를 쭉 편 상태에서 허리를 굽혀 손끝을 발끝에 갖다 댄다는 기분으로 내려간다. 이때 발끝과 손가락 끝의 거리를 재어 유연성을 확인한다.

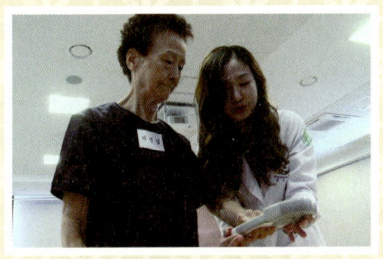

악력과 손가락 길이

악력은 근육량과 관련이 있는 손아귀의 힘을 확인해보는 것. 그리고 마지막 검사로 손가락 길이를 측정한다. 나이가 들면 자연스럽게 관절이 수축하는데, 이 때문에 손가락 길이가 짧아지는 듯 보인다. 그래서 우리는 참가자들의 관절 변화를 손가락 길이로 확인해보기로 했다.

　우리의 몸은 매우 복잡한 기관이기 때문에 신체적인 변화라고 해서 한 가지 모습으로만 나타나지는 않는다. 그래서 측정 가능한 모든 항목을 체크하기 위해 건강검진과 같은 의학적 분야와 걸음걸이 속도, 유연성과 같은 생활밀착형 분야로 나누어 확인해보기로 한 것이다.

　신체적인 변화는 비교적 쉽게 변화를 확인해볼 수 있을 것 같은데, 오승룡 씨의 말대로 정신적인 변화는 어떻게 알 수 있을까? '시계 거꾸로 돌리기 실험'에 대해 매우 긍정적인 관심을 보인 정신건강의학과 임원정 교수는 참가자들의 특성을 고려한 인지기능 검사 항목을 제시했다. 심리 상담을 포함해 약 한 시간 내외로 구성된 검사였다. 참가자의 심리상태와 인지 검사로 확인할 수 없는 행복정서 등을 파악하기 위한 심리 상담. 그리고 나이가 들면 당연히 떨어지는 것으로 알고 있는 인지기능 검사를 시행했다.

인지기능 검사는 '1분 동안 ㄱ, ㅇ, ㅅ으로 시작하는 단어 말하기' 및 '1분 동안 동물 이름 대기' 등과 같이 제한시간 동안 얼마나 많은 단어를 말하는지 측정하는 '언어유창성'과 제시하는 숫자를 외워서 말하는 '암기력', 새로운 것을 받아들이는 학습능력을 '언어적 학습능력'과 '시각적 학습능력'으로 측정하는 것 외에도 '집중력', '반응속도' 그리고 계획력과 통찰력 등을 확인해볼 수 있는 '전두엽 관리기능' 등으로 구성되었다.

이렇게 정신적인 변화는 감정 및 정서적인 측면과 의학적인 뇌기능 부분으로 나누어 검사를 진행하기로 했다. 인간의 감정 및 정서는 인지기능에도

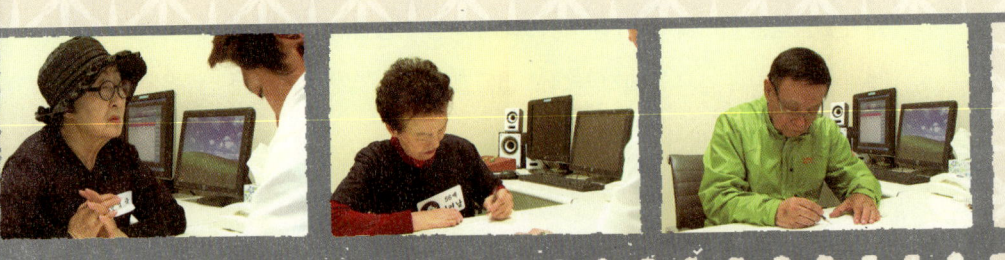

큰 영향을 미치기 때문이다. 오늘은 아침부터 기분이 매우 좋다고 상상해보자. 이때 누군가 찾아와 인사를 한다면, 우리는 그 사람을 매우 잘 기억할 것이다. 반대로 기분이 무척 좋지 않고 울적한데 누군가 찾아와 인사를 한다면, 그 사람에게 온전히 집중하기가 힘들 것이다. 그러니 자연스럽게 그 사람을 잘 기억할 수도 없다. 이렇게 우리의 인지기능은 감정과 정서에 영향을 받는다. 따라서 정신건강의학과의 검사도 두 가지로 나누어 진행해야만 했다.

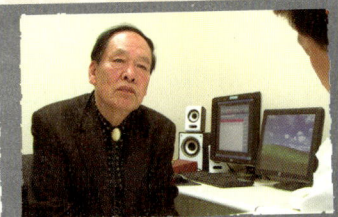 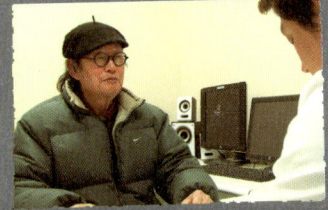

■ 참가자들의 인지기능 검사 모습.

오리엔테이션과
기능 검사 결과

실험에 들어가기 전, 간단한 오리엔테이션 시간을 가졌다. 일주일간의 시간여행 전에 참가자들에게 다시 한 번 시간여행에 대한 의미를 전달하고, 여행 장소를 비롯해 일주일 동안의 대략적인 일정과 주의사항 등을 전달하기 위한 자리였다. 간략하게 정리된 내용을 참가자들에게 나눠주고, 설명이 이어졌다. 일주일 동안 생활하게 될 장소는 서울에서 약 1시간 30분 정도 떨어진 청평에 위치한 한 펜션이며, 방은 총 6개이고, 각 방의 배치는 제작진이 정하는 것에 참가자들이 동의했다. 대략적인 일정에 대해서도 흥미로워하는 반응들이었다.

주의사항이 이어졌다. "1982년에는 휴대폰이 없었으니, 휴대폰을 가지고 오지 않는 것은 어떨까요?" 말이 떨어지기가 무섭게 여기저기서 반대하는 의견들이 나왔다. 가족들과의 연락은 물론, 일을 위해서는 반드시 휴대폰이 필요하다는 것. 그래서 유선전화가 준비되어 있고, 그 번호는 나눠드린 종이에 적혀 있다고 하자 1초의 망설임도 없이 그래도 안 된다며 강력하게 반대하는 참가자가 있었다. 78세 성우 오승룡 씨. 휴대폰 없이는 실험에 참여하지 않겠다고 강하게 거부했다.

전문가 유념해두셔야 할 것은 1982년도에는 휴대폰이 없었습니다. 그래서 휴대폰은 댁에 놓고 오셨으면 좋겠습니다.

오승룡 에이~ 휴대폰은 가져와서, 보이는 데서는 쓰지 않고 밤에는 쓸 수 있게 해야….

남성남 아니, 휴대폰은, 그건 무리야. 왜냐하면 휴대폰을 가지고 가되, 각자 알아서 쓸 수 있게 해야 한다는 얘기야.

전문가 선생님 여러분들의 마음자세 자체가 30년 전으로….

오승룡 아니, 아니, 가만 있어봐. 그 욕심만 부리지 말고. 이

거 못 쓰게 하는 것은 여기(촬영)에 욕심을 부리는 거지.

전문가 66 전화를 못 하시는 게 아니고요, 전화는 하실 수 있어요. 유선전화가 준비되어 있습니다.

오승룡 66 우리를 완전히 30년 전으로 돌려놔서 '꼼짝 말아라' 이거야, 지금.

70~80대의 노인이지만 아직까지 생업에 종사하고 있는 참가자들을 이해하기에 '실험조건에 무조건 따라야 한다'고 제작진의 입장만 고집할 수는 없었다. 적절한 해결책이 필요했다. 그래서 휴대폰과 관련된 사항은 좀 더 생각해보기로 하고 오리엔테이션을 마무리했다.

일주일간의 시간여행 기간 동안 세 가지 생활수칙을 제외하고 참가자들의 생활에는 어떠한 제약도 없다.

첫째, 나는 현재 1982년에 와 있습니다.

둘째, 나는 1982년에 맞게 말하고 행동합니다.

셋째, 나는 모든 일을 스스로 합니다.

생활수칙을 읽는 것은 어려운 일이 아니다. 그러나 참가자들이 일주일 동안 연기가 아닌 진심으로 생활수칙을 지키는 것은 생각만큼 쉬운 일이 아닐 것이다. '시계 거꾸로 돌리기 실험'은 30년 전으로 돌아간 척 연기를 하는 것이 아니라, 정말로 현재를 1982년이라 믿는 것이 가장 중요한 첫 단계다.

심각한 우울증과 모든 신체기능이 떨어진, 한명숙 씨

신체 및 정신 기능 검사가 이뤄진 다음 날, 병원으로부터 참가자들의 결과를 전달받았다. 78세 한명숙 씨의 건강검진 결과 중 가장 눈에 띄는 것은 혈당 조절의 문제였다. 식단 조절과 운동이 필요했고, 지팡이에 몸을 의지하다 보니 걸음걸이 속도와 균형감각

▶ 한명숙

성별	악력 (kg)	유연성 (cm)	걸음걸이 속도(초)		균형감각(초)		손가락 길이	미각
			보통	빠르게	오른쪽	왼쪽		
여	17.4	0	29	23.3	0.35	0.16	19.2	약간 짜게

이 현저히 떨어져 있었다.

지팡이 없이는 걸을 수 없다는 한명숙 씨. 지팡이를 짚고 5m 거리를 보통 걸음으로 왕복하는 데 29초가 걸렸다. 빠른 걸음으로 왕복하는 데 걸린 시간은 23.3초. 보통 10초 내외로 걸리는 거리인 것을 고려하면, 두 배 이상의 시간이 걸린 것이다.

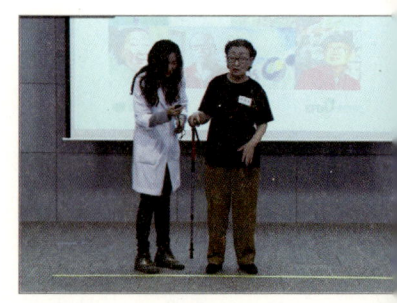

한명숙 " 지팡이 짚고 걸어요?
전문가 " 짚고 갔다 오셔도 돼요.
한명숙 " 그냥은 좀 힘드네요.

몸을 어디에도 의지하지 않고 한쪽 다리로만 균형을 잡아야 하는 균형감각. 걸음걸이 속도는 지팡이를 짚고 측정할 수 있지만, 균형감각은 그렇지 않다. 지팡이 없이 한쪽 다리만으로 균형을 잡아야 하는데…. 한명숙 씨는 단 1초도 서 있지 못했다. 지팡이에 의지하던 그녀의 하체 기능은 한눈에 보기에도 매우 떨어져 있었다.

1차 면담에서 '우울증'이 우려됐던 한명숙 씨. 정신건강의학과에서 진행하는 심리 상담과 인지기능 검사 결과는 어떨까? 전문 심리 상담사와 참가자 단둘이 독립된 공간에서 진행된 이번 심리 상담은 참가자가 느끼고 있는 '현재의 심리상태'를 명확하게 판단하고자 진행된 것이다. 약 20~30분 내외로 예정된 심리 상담 시간. 그러나 한명숙 씨는 한 시간이 다 되도록 상담실을 나오지 않았다. 상담 시간 동안 한명숙 씨는 과거와는 다른 자신의 경제 상황 및 집안 형편 등으로 인해 무척 힘들다고 했다. 그리고 이어지는 상상도 하지 못한 이야기.

한명숙 무슨 낙이 없어요. 텔레비전에서 좋은 걸 봐도 좋은 게 없고, 누가 좋은 얘기를 해도 재밌는 게 없어요. … 지금은 눈만 뜨면 '오늘은 또 뭐가 얼마 나가야지' 이런 것밖에 생각이 안 나요. 눈만 뜨면 돈 나갈 것만 생각나요.

전문가 지금 많이 외롭고 우울하고 힘들고 하시면… 안 좋은 생각이지만 '그만 살고 싶다' 그런 생각을 하신 적도 있으세요?

한명숙 그만 살고 싶다는 생각을 맨날 해요. 그런데 나는 마음이 약해서 '난 자살도 못한다', 난 사실 그래요. 자살할 용기가 없어요. 저는 진짜 하루에도 몇 번씩 죽고 싶은 생각뿐이에요. 그러나 제가 자살할 용기가 안 나요. 겁부터 나니까.

죽고 싶다는 생각을 매일 한다는 그녀의 말은 가히 충격적이었다. 한명숙 씨의 심리 상담 결과를 분석한 정신건강의학과 임원정 교수 또한 우울증에 대한 염려를 가장 먼저 이야기했다.

> 많이 우울해하셨어요. 본인이 젊었던 시절에는 잘나가는 연예인이셨잖아요. 그런데 지금은 여러 가지로 많이 힘드시고. 경제적으로 힘드시고. 굉장히 우울하신 상태여서 반응 시간도 매우 느리고, 죽고 싶다는 생각도 하시고요. 그런 것들은 우울증의 특징적인 증상인데, 그런 걸 다 갖고 계셨어요.

다른 참가자들보다 길게 심리 상담을 한 한명숙 씨. 상담실을 나오자마자 가장 먼저 한 말은 "아~ 시원하다. 나는 이번에 내 맘에 있던 얘기 전부 다 했어. 숨기는 거 없이, 아주 시원하게 다 했어"였다. 그녀의 말을 통해 그녀가 얼마나 이 실험에 진실하게 참여하는지 알 수 있었다.

뇌 기능과 관련된 부분을 확인하는 인지기능 검사에서도 한명숙 씨는 다른 참가자들보다 시간이 오래 걸렸다. 검사를 진행하는 동안 무척 힘들어한 한명숙 씨. 인지기능 검사를 진행한 검사관은 그녀의 집중도에 대한 문제를 이야기했다.

> 검사 초반 이후부터는 집중도가 떨어지셨어요. 그래서 질문을 잘 듣지 못하고 대답하지 못하는 문항이 많아졌죠. 그러다 보니 같은 검사를 반복적으로 시행하게 되고, 자연스럽게 시간이 오래 걸리게 된 것입니다.

이러한 이유 때문이었을까. 한명숙 씨의 인지기능 검사 결과는 상당히 좋지 않았다. 시각적 학습능력을 제외한 언어유창성, 언어적 학습능력, 통찰력, 청각적 집중력, 융통성, 암기력, 반응속도, 전두엽 관리기능 등 거의 모든 기능이 떨어져 있었다.

결과를 확인한 〈황혼의 반란〉 제작진은 이렇게 신체적·정신적 기능이 모두 떨어져 있는 한명숙 씨가 일주일 동안의 시간여행에 잘 참여할 수 있을지 염려됐다. 특히 '모든 일은 스스로 한다'는 생활수칙을 그녀는 지킬 수 있을까? 열악한 신체조건을 이유로 그녀만 생활수칙에서 예외가 될 수는 없기 때문이다. 워낙 결과가 좋지 않다 보니, 전문가들도 그녀의 변화를 장담할 수 없었다.

노화에 대한 불안이 깊은, 오승룡 씨

78세 오승룡 씨는 전반적으로 모든 기능이 매우 양호했다. 정신건강의학과 임원정 교수는, 특히 인지기능은 같은 나이의 다른 사람들과 비교했을 때도 매우 우수하다고 말했다.

> 1차 인지기능 검사에서 전반적인 기능이 굉장히 좋으셨어요. 특히 오승룡 씨는 기억력이라든지 학습능력, 융통성, 반응시간. 이런 것들이 전부 다 좋으셨어요.

대부분의 인지기능 영역이 우수했으나 언어유창성 부분은 다소 낮은 편이었다. 말을 하는 것이 직업인 성우가 언어유창성이 낮다니…. 의외의 결과다. 제작진의 의문점에 전문가는 성우는 주어진 대본을 보고, 그것을 읽는 것이 주 업무이기 때문에 그럴 수도 있다고 설명했다.

지난 면담에서 방어적인 태도를 취한 오승룡 씨. 이번 심리 상담에서는 자신의 모습을 진정성 있게 보여줄까?

정신건강의학과에서 시행한 1차 심리 상담에서도 오승룡 씨는 그전의 심리 면담에서와 같은 태도를 취했다. 자신의 가족이나 개인적인 질문에는 간략하고 짧은 답변으로 넘어가고, 대인관계나 사회적인 활동과 관련해서는 길고 자세하게 답변을 하며 이야기를 이어갔다.

전문가 지금은 부인과 함께 살고 계세요?

오승룡 딸들이 결혼을 안 해서… 딸 둘하고 네 식구가 살고 있죠.

전문가 관계는 좋으세요?

오승룡 좋아요.

전문가 부부관계도 좋으시고요?

오승룡 아~ 뭐… 상관없어요.

전문가 그럼 가족관계 말고, 친구들이나 사회 대인관계는 좀 어떠세요?

오승룡 〝 그것도 좋아요. 난 어디 가서 뭐 물에 기름 뜨듯이 안 하고, 어울려서 놀기 때문에 나를 부르는 모임이 많아요. 그리고 지역 친목회 같은 데서도 날 언제든지 환영하고….

처음부터 끝까지 방어적인 태도를 유지하던 오승룡 씨. 본격적인 면담 전후로 강경하게 실험 참여에 대한 불만을 표하기도 했다.

〝 특히 오승룡 씨 같은 경우에는 면담하면서 저희가 지켜본 바에 의하면, 본인이 '나이 들어가고 있다'라든지, 아니면 다른 스트레스들을 다 부인하셨어요. 또 행동이 굉장히 거침이 없으시고, 당당하려고 애쓰시고, 자존심도 강하셨어요.

오승룡 씨의 건강검진 결과는 높은 인지기능과는 매우 달랐다. 과체중에 근육량이 적고 체지방률이 높은 비만이었으며, 혈압 또한 매우 높았다. 평소 고혈압과 당뇨병 관리를 하고 있다는 그의 이야기를 미루어봤을 때, 혈압 관리가 잘 되지 않는 듯 보였다.

가정의학과에서 추가로 진행한 신체기능 검사에서 유연성을 제

▶ 오승룡

성별	악력 (kg)	유연성 (cm)	걸음걸이 속도(초)		균형감각(초)		손가락 길이	미각
			보통	빠르게	오른쪽	왼쪽		
남	27.7	-21.5	11.33	7.6	2.59	3.39	18.2	약간 짜게

외한 나머지 부분은 다른 참가자들보다 양호했다. 의자에 앉은 상태에서 다리를 곧게 펴고 허리를 숙여, 손끝을 발끝에 갖다 대는 유연성 검사에서 오승룡 씨는 손끝이 발끝에 닿지 않았다. 그리고 그 사이의 거리는 21.5cm였다.

검사 결과, 다른 참가자들보다 우수한 항목이 많은 오승룡 씨. 그러나 검사마다 긍정적으로 참여하는 경우가 드물었다. 그의 행동을 보고 임원정 교수는 '노화에 대한 불안이 원인'이라고 설명했다.

❝ 나이 든다는 것에 대한 두려움 때문에 노화로 인해 자연스럽게 나타나는 증상을 부정하는 경향이 있으세요. 그런데 다른 분들은 노화의 대표적인 모습을 그대로 보이고 계시잖아요. 이렇게 자신과 다른 참가자들의 모습을 보면서 '나는 저들과 달라'라는 생각을 하게 되는 거죠. 그러다 보니 다름을 표현하기 위해 모든 행동을 더욱 부정적으로 하게 되는 거죠.

전문가들은 이런 그가 일주일 동안 다른 참가자들과 조화롭게 지낼 수 있을지 염려했다.

삶에 대한 후회로 자신감이 없는, 남성남 씨

수십 년 동안 남철·남성남 콤비로 활동한 코미디언 남성남 씨. 외적으로 매우 건강해 보이는 그는 건강검진 결과 역시 양호한 편이었다. 체지방률이 높은 과체중이지만 다른 기능에는 별다른 문제가 없었다. 신체기능 검사에서도 82세라는 나이를 고려했을 때, 검사 결과는 평균치였다. 검사에 참여할 때뿐만 아니라 다른 참가자들과 대기할 때도 밝은 모습을 보이던 남성남 씨가 전문가와의 심리 상담에서는 다소 차분한 모습을 보였다.

▶ 남성남

성별	악력 (kg)	유연성 (cm)	걸음걸이 속도(초)		균형감각(초)		손가락 길이	미각
			보통	빠르게	오른쪽	왼쪽		
남	28.0	-16	10.55	6.3	4.2	2.1	17.9	아주 짜게

> 내가 뇌졸중이 왔어요. 그때 안면마비가 왔습니다. 나는 무대에서 코미디를 하는 사람인데, 말을 못 하니까 너무 힘들었어요. 무대에 설 수 없는 것도 힘들었지만, 내 스스로 건강 관리를 못했다는 후회와 가족들에게 짐이 되는 것은 아닌지 미안해서 후회가 더 들었어요. 그런데 지금은 많이 피곤하지만 않으면 안면마비 증상이 나타나지 않습니다.

부인의 도움으로 안면마비를 극복했지만, 그때 이후로 자신감이 많이 떨어졌다고 말하는 남성남 씨. 그래서인지 사람들 앞에 나서는 것이 용기가 나지 않는다고 했다. 언제나 밝은 모습을 보이던 그에게서 새로운 내면을 볼 수 있었다.

뇌졸중을 앓았던 남성남 씨의 인지기능 검사 결과는 나쁘지 않았다. 그러나 정신건강의학과 임원정 교수는 우려의 말을 남겼다.

> 과거의 병력인 뇌졸중 때문에 머릿속의 영역들이 충돌하고 있는 것 같습니다. 현재 전반적인 인지기능은 양호하지만, 복합적인 능력을 요구하는 기능들은 다소 떨어져 있습니다.

그래서 실험에 참가하는 일주일이라는 시간이 그에게 긍정적인 변화를 가져올 수도 있고, 지금보다 더욱 나빠지는 부정적인 변화를 가져올 수도 있다고 예상했다. 과연, 남성남 씨에게 이번 여행은 어떤 영향을 미칠까?

자신이 만든 틀에서 벗어나지 못하는, 하연남 씨

노인상담전문가 김은미 교수와의 면담에서 '연극성 성격 장애'와 흡사한 모습을 보인 하연남 씨. 이번에 진행한 1차 심리 상담에서도 비슷한 모습을 보였다. 방어적인 태도로 본인이 하고 싶은 말 위주로만 하려는 경향이 두드러졌다. 또 자신의 사업과 관련된 발명 물질에 지나친 집착을 보이고, 그 물질의 효과에 대해서 과대한 믿음을 가지고 있다고 정신건강의학과 임원정 교수는 판단했다.

사업을 하면서 사기를 당한 경험 때문인지 일상생활에 영향을 미칠 정도의 피해의식을 보이는 하연남 씨. 이야기하고 싶은 부분은 포장하고 극화(劇化)하려는 경향을 보이는 반면, 이야기할 생각이 없는 부분에 대해서는 말을 돌리거나 회피하는 양상을 보였다. 지난번 면담 때와 같은 모습이었다. 남편의 사망과 사업의 실패로 인한 우울감이 관찰됐으나 본인은 이 또한 인정하지 않았다.

더욱 심각한 것은 하연남 씨의 인지기능이었다. 대부분의 기능이 매우 낮았고, 특히 언어유창성의 경우는 더 낮은 수준이었다. 언어유창성 검사 중 ㄱ으로 시작하는 단어를 1분 동안 말하는 항목에서는 기억이 나지 않는다며, 시도조차 하지 않았다. 계속된 격려와 응원으로 단어를 몇 가지 말하기 시작했지만, 이내 피곤하고 힘들다는 이유로 입을 굳게 다물어버렸다. 또 그림을 보고 따라 그리거나 순서에 맞춰 줄긋기를 할 때는 오른손이 불편하다는 말로 자신의 결과를 합리화시키려는 모습을 자주 보였다.

❝ 하연남 씨 같은 경우에는 면담 시에 계속 자신이 발명했다는 물질에 대한 얘기를 너무 많이 하시고, 거기에 심각하게 몰두해 계시는 거예요. 실제 인지기능을 보니까 굉장히 많이 떨어져 있으시고, 특히 현실적인 감각이나 융통성과 같은 것이 많이 떨어져 있으셨거든요. 그리고 처음에 굉장히 과도하게 친

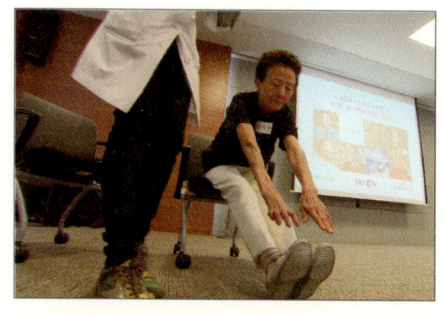
절하게 보이려고 애쓰셨어요.

이번 검사에서도 하연남 씨의 '지속적인 방어적 태도'와 '과장된 모습'이 관찰됐다. 이러한 점은 자신의 낮은 인지기능 검사 결과보다는 그런 결과가 나올 수밖에 없는 '자신의 처지'에 모두가 집중해주길 바랐던 그녀의 태도에서 엿볼 수 있었다. 모든 일을 스스로 하며 다른 사람들과 함께 6박 7일 동안 생활해야 하는 이번 시간여행이 아마도 그녀에게는 쉽지 않은 과제가 될 것 같다.

건강검진 결과는 86세라는 나이를 고려했을 때, 건강검진에서는 큰 문제가 발견되지 않았다. 신체기능 검사 결과도 참가자 중 유연성이 가장 좋을 정도로 양호한 편이었다.

▶ 하연남

성별	악력 (kg)	유연성 (cm)	걸음걸이 속도(초)		균형감각(초)		손가락 길이	미각
			보통	빠르게	오른쪽	왼쪽		
여	13.4	6	15.72	10.2	3.9	1.9	17	보통

극과 극의 학습능력 소유자, 김한용 씨

참가자 중 나이가 가장 많은 김한용 씨의 검사 결과는 어떨까? 건강검진에서는 60대라 할 수 있을 정도로 양호한 결과를 보였으며, 신체기능 검사에서도 균형감각과 걸음걸이 속도만 다소 떨어져 있었다.

▶ 김한용

성별	악력 (kg)	유연성 (cm)	걸음걸이 속도(초)		균형감각(초)		손가락 길이	미각
			보통	빠르게	오른쪽	왼쪽		
남	38.5	-13	13.48	9.86	3.6	4.44	19.2	약간 짜게

김한용 씨의 인지기능 검사 결과는 나이를 고려하지 않을 수 없었다. 참가자 중 최고령일 뿐만 아니라, 89세는 우리나라 남자 평균수명을 훌쩍 뛰어넘은 나이다. 그러다 보니, 여러 가지 학습과 연관된 기능들이 떨어져 있었다. 특히 학습을 위한 기억력, 언어유창성이 매우 떨어져 있었다. 1분 동안 ㅇ으로 시작하는 단어를 한 가지밖에 말하지 못한 김한용 씨는 참가자 중 언어유창성이 가장 낮았다.

> **전문가** ㅇ으로 시작하는 단어 얘기해주세요. 준비, 시~작!
>
> **김한용** 우리.
>
> **전문가** 네.
>
> **김한용** ….
>
> **전문가** 또.
>
> **김한용** 생각이 잘 안 떠올라요.
>
> **전문가** 시간이 있으니까 천천히 한번 생각해보세요.
>
> **김한용** …. 우리.
>
> **전문가** 네, 우리.
>
> **김한용** 하하하, 생각이 안 나네요.

저조한 언어유창성에 반해 시각적 학습능력, 시각적 집중력은 매우 좋았다. 아마도 오랜 시간 동안 사진작가 일을 하면서 자연스럽게 그 부분이 발달된 듯 보였다. 똑같은 학습능력이라도 언어적 학습능력과 시각적 학습능력을 보면 그 결과가 극과 극이었다.

> 시각적 학습능력 중에 제일 좋은 것은 85%ile(퍼센타일)*까지 나오는데, 언어적 학습능력은 0.01%ile, 거의 빵점이신

거거든요. 그런 식으로 차이가 좀 많이 나셨는데요. 전반적인 인지기능은 그 나이 또래에 맞게 굉장히 떨어져 있으셨습니다.

김한용 씨의 심리 상담도 쉽지만은 않았다. 부인과 관련된 이야기를 할 때를 제외하고는 대부분의 이야기에서 감정적인 부분은 배제하고 답을 했으며, 본인의 감정이 나타나려 할 때는 "얍"이라고 소리치거나 "하하하" 하며 큰 소리로 웃었다.

전문가 〝 다른 사람들하고 비교했을 때 내 처지가 떨어진다고 생각하시나요?

김한용 〝 아니다. 최고다.

전문가 〝 최고다?

김한용 〝 (엄지손가락을 치켜세우며) 최고다. 얍! 하하하!

일에 대해서는 큰 목소리에 강한 어조로 매우 적극적으로 이야기를 했으나, 부인이나 자식과 같이 가족에 관한 이야기에는 약한 어

---

* 퍼센타일(%ile, percentile)은 쉽게 말해, 참가자의 순위를 보여주는 지표다. 전체를 100으로 봤을 때, 하위에서 몇 번째인가를 나타내는 것으로 백분율로 나타냈을 때의 차례를 말한다.

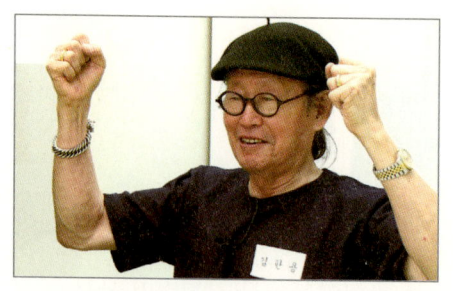

◀ 심리 상담 중 손을 파이팅하듯 올리고 "얍"을 외치는 김한용 씨.

조에 불안정한 목소리로 대답하는 등 다소 소극적인 모습을 보였다.

일주일간의 시간여행에서 반드시 필요한 것 중 하나가 바로, 소통이다. 지금껏 자신의 직업처럼 혼자 생활하는 것이 매우 자연스러웠던 김한용 씨에게 이번 시간여행은 적지 않은 도전이 될 것이다.

반전의 시작, 천규덕 씨

건강검진 다음 날 토요일 이른 아침, 병원으로부터 전화가 걸려왔다. 참가자들의 건강검진 결과가 나왔는데 천규덕 씨의 결과에 문제가 있다는 것. 천규덕 씨의 병원 방문이 시급하다는 것이다. 예상치 못한 상황에 가장 염려되는 것은 천규덕 씨의 건강이었다. 자세한 결과를 알기 위해서는 며칠의 시간이 더 필요했다. 실험 출발일까지 일주일도 남지 않은 상황. 제작진은 천규덕 씨의 정밀검사 결과를 기다리는 수밖에 없었다. 하지만 천규덕 씨 본인은 정밀검사 결과와 상관없이 실험 참여에 대한 강한 의사를 보이고 있었다. 제작진은 좀 더 자세한 결과가 나오고 난 후 참가 여부를 결정하기로 했다.

실험 출발 4일 전. 천규덕 씨로부터 기다리던 연락이 왔다. 그러나 병원의 정밀검사 결과는 기존과 동일했다. '일주일 동안의 실험 참여는 어렵다'라는 것. 출발 4일 전에 천규덕 씨의 실험 참여는 무산되었다. 전화로 소식을 전하며 천규덕 씨는 몇 번이고 제작진에게 미안하다는 말을 했다. 어쩔 수 없는 상황이지만, 제작진은 매우 안타까웠고 좀 더 일찍 건강검진 일정을 진행하지 않은 것을 후회했다.

이렇게 건강상의 이유로 실험에 참가할 수 없게 된 천규덕 씨를 제외하고, 우리는 '한명숙 씨, 오승룡 씨, 남성남 씨, 하연남 씨, 김한용 씨' 이렇게 5명의 참가자들과 함께 시간여행을 떠나게 됐다.

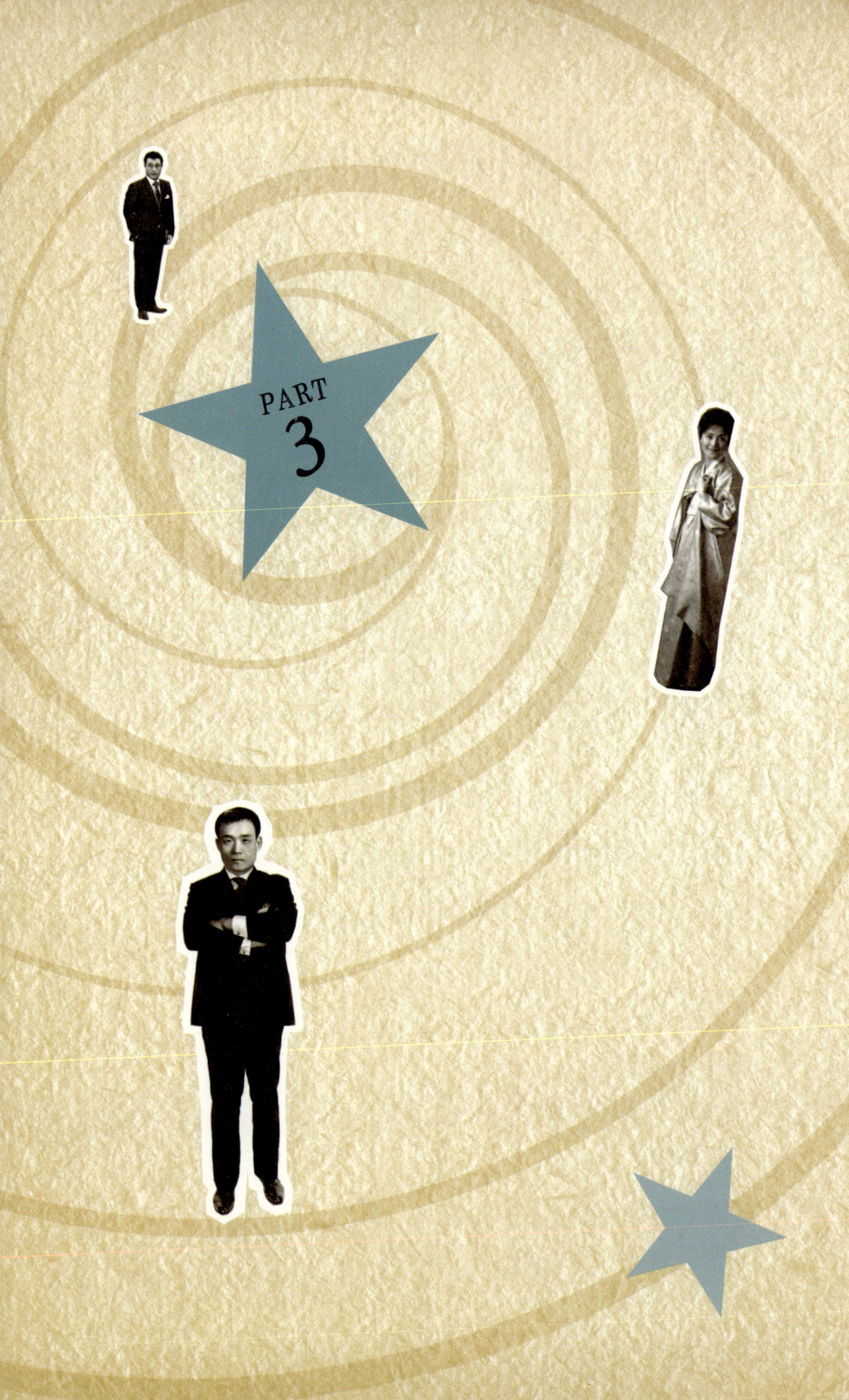

PART 3

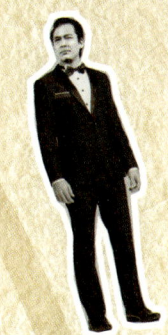

시간여행의 열쇠,
젊어진 마음의 비밀

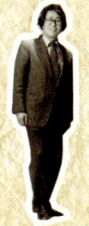

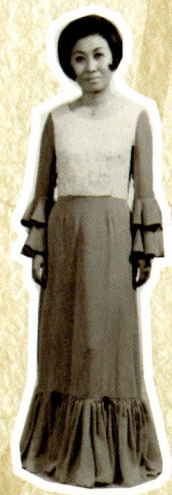

일주일간의
시간여행 일정

    일주일간 시간여행을 떠날 참가자들의 일정은 크게 두 가지로 나뉜다. 하나는 모든 참가자들이 참여하는 공통 일정이고, 다른 하나는 각자의 특성에 맞춘 개별 일정이다. 일주일간의 시간여행 동안 어느 누구도 참가자들에게 일정 참여에 대해 강요하지는 않는다. 정해진 일정에 대한 참여 여부 또한 참가자들의 선택이다. 매일 아침, 참가자들은 일정을 확인하고 매 일정마다 참여를 할지, 참관만을 할지 결정해야 한다.

    1982년으로 꾸며진 실험집에서 생활하게 될 참가자들은 앞에서 언급한 세 가지 생활수칙을 지키며 생활하는 것이 가장 중요하다. '첫째, 나는 현재 1982년에 와 있습니다. 둘째, 나는 1982년에 맞게 말하고 행동합니다. 셋째, 나는 모든 일을 스스로 합니다.' 즉, 현재를 1982년이라 생각하고, 그것에 맞춰 생활해야 하는 것이다. 젊어진 척 연기를 하는 것이 아니라, 최대한 30년 전인 1982년의 자신으로 돌아가 40~50대라 생각하고 생활해야 하는 것이다.

공통 일정은 참가자들이 지금을 실제로 30년 전이라고 느낄 수 있는 일들로 준비했다. 일주일 동안, 매일 아침이면 참가자들이 머무는 집 앞에 1982년 10월 당시의 신문과 병 우유가 배달되고 8시 30분에는 아침뉴스가 시작된다. 아침식사는 오전 7시부터 10시까지 자유롭게 하면 되지만, 누구의 도움 없이 스스로 차려 먹어야 한다. 그리고 매일 저녁에는 1982년에 보았던 텔레비전 프로그램과 영화를 감상한다. 이때 참가자들은 1982년을 회상하며 이야기를 하게 될 것이다. 이러한 과정은 참가자들이 지금을 30년 전으로 인식하는 데 매우 큰 영향을 미칠 것이다.

'2012년 한국판 시계 거꾸로 돌리기 실험'은 마음가짐이 신체에 미치는 영향을 직접 눈으로 확인해보는 국내 최고의 시도다. 6박 7일 동안의 모든 일정은 마음가짐을 변화시킬 수 있는 세 가지 요소에 집중해 짜여졌다. 첫 번째 요소는 '의식의 집중'으로, 참가자들이 실제로 30년 전으로 돌아왔다고 믿고 1982년에 맞게 생각을 집중할 수 있도록 자기소개 등과 같은 일정을 준비했다. 두 번째 요소는 '통제력'으로, 참가자들이 40~50대 자신이 그랬던 것처럼 스스로 선택하고 행동할 수 있도록 모든 사항에 결정권을 부여했다. 마지막 세 번째 요소는 '행복감'으로, 30~40년 전의 낯익으면서도 새로운 경험을 통해 행복감을 상승시키도록 했다.

이러한 세 가지 요소를 자극함으로써(실험실 내에서 이뤄지는 실험이 아니다 보니, 더욱 많은 요소가 개입되었을 수도 있다), 자신이 되고 싶은 모습과 조금 더 가까워질 수 있는 '가능성의 심리학'이 실현될 수 있도록 했다. 이 세상 어디에도 참가자들을 젊어지게 하는 약이나 기계 같은 것은 없었다. 오로지 '마음'의 변화만으로 나타나는 놀라운 결과를 확인하기 위한 것이다.

5명의 참가자들이 함께 참여하는 공통 일정에도 앞에서 언급한 '의식의 집중', '통제력', '행복감'이 모두 포함되어 있다. 그중 여행 첫째 날부터 둘째 날까지의 일정은 1982년이라는 낯선 환경에 대한 '의식의 집중'에 좀 더 초점이 맞춰져 있고, 셋째 날부터는 '통제력'과 '행복감'이 함께 작용할 수 있는 일정들이 준비되어 있다. 예를 들어, 시간여행 첫째 날 참가자들은 1982년에 맞춘 자기소개를 하며 30년 전의 자신을 회상하게 된다. 둘째 날 아침에는 30년 전 유행하던 노래에 맞춘 라인댄스가, 오후에는 참가자들의 사교활동을 늘리기 위한 레크레이션이 예정되어 있다. 참가자들은 이러한 일정에 참여함으로써 30년 전인 1982년으로 자신의 의식을 집중하기 시작할 것이다. 셋째 날부터는 1982년에 익숙해졌을 참가자들

▶ 일주일간의 시간여행 일정

날짜	일정
매일 아침	배달된 신문과 뉴스를 보며 당시 상황에 대한 이야기 나누기
매일 저녁	1982년을 대표하는 텔레비전 프로그램 및 영화 시청
첫째 날	웰컴파티: 1982년에 맞춘 참가자들의 자기소개
둘째 날	1982년의 유행 음악에 맞춘 라인댄스 1982년에 맞춘 레크레이션
셋째 날	나만의 정원 만들기 마사지 배우기
넷째 날	외부 청소년 봉사단 방문 4~5세 아이 돌보기 간단한 스트레칭
다섯째 날	남이섬 관광
여섯째 날	엔딩파티: 상차림 팀과 공연 팀으로 나눠 파티 준비 및 진행
일곱째 날	2차 신체 및 정신 기능 검사

을 위해 정원 꾸미기(원예), 마사지 배우기 등과 같이 좀 더 적극적인 정신 및 신체 활동을 준비했다.

넷째 날부터는 지금까지와는 사뭇 다른 일정이 주어진다. 봉사단원들이 투입되어 참가자들에게 실험집의 생활수칙에 어긋나는 행동들을 제안할 것이다. 이를 통해 참가자들이 생활수칙에 대해 다시 한 번 생각하도록 한다. 오후에는 참가자들이 직접 누군가를 챙길 수 있는 기회가 주어진다. 4~5세 아이들을 돌보며 저녁까지 시간을 보내야 하는 참가자들은 자신뿐만 아니라, 아이들에게도 집중하게 된다. 또한 이날 저녁에는 자신의 몸에 좀 더 집중하고 변화를 느낄 수 있는 간단한 스트레칭이 진행될 것이다.

다섯 째 날은 30년 전 그들이 그랬던 것처럼, 친구들과 함께하는 남이섬 관광이 예정되어 있다. 실험집에서의 마지막 날인 여섯째 날은 참가자들이 직접 엔딩파티를 준비한다. 그리고 일곱째 날은 실험집에 들어오기 전에 받았던 신체 및 정신 기능 검사가 한 번 더 이뤄질 것이다. 이를 통해 참가자들의 변화를 과학적으로 검증해보고자 한다.

그렇다면, 개별 일정은 어떤 것들이 있을까? 참가자들의 특성에 맞춰 준비된 개별 일정은 참가자들이 1982년의 자신으로 돌아갈 수 있는 계기가 되면서, 예전부터 품고 있던 아쉬움이나 안타까움을 해소할 수 있는 것들로 준비했다. 개별 일정 설계는 참가자들의 행복감을 높이는 데 주안점을 두었다. 지금부터 30년 전, 40~50대인 참가자들은 2012년의 그들이 되돌아가고 싶은 가장 이상적인 자신의 모습이다. 어느새 노인이 된 이들이 되고 싶은 과거의 모습을 상상하며 그에 맞게 생각하고 행동하면, 실제로 그 모습이 된다는 이론, '가능성의 심리학'. 참가자들에게 개별 일정은 이 '가능성의 심리학'이 실현되는 데 많은 영향을 줄 것이다.

계획성과 체계화가 매우 떨어진 한명숙 씨에게는 '남이섬 관광 일정 짜기'와 '남이섬 관광 진행'이라는 개별 일정이 주어졌다. 다른 참가자들의 의견을 수렴하여 관광 일정을 짜고 직접 관광을 진행해야 하는 그녀. 과연 젊었을 때 그녀처럼, 잘 할 수 있을까?

실험에 대한 불신을 가지고 참가한 오승룡 씨에게는 30년 전으로 의식을 집중할 수 있도록 하는 개별 일정을 준비했다. 1982년 당시 바쁘게 방송 일을 하던 그. 그래서 그에게는 4명의 참가자들을 패널로 한 토크쇼 진행이 주어졌다. 오승룡 씨는 1982년이라는 사실과 30분이라는 제한시간에 맞춰 당시처럼 토크쇼를 매끄럽게 진행할 수 있을까?

이제는 더 이상 자신이 설 코미디 무대가 없다며 아쉬움을 표한 남성남 씨에게는 후배들과 함께 개그 무대에 설 기회가 주어졌다. 1982년 당시 직접 코미디를 짜고 연습해 무대에 올랐던 것처럼, 남성남 씨는 직접 코너를 기획하고 연습해 관객이 있는 실제 무대에 서게 될 것이다. 그는 잘 해낼 수 있을까?

짧았던 배우 시절에 대한 아쉬움이 큰 하연남 씨에게는 감독이자 여배우의 역할을 수행해야 하는 개별 일정이 주어진다. 하연남 씨는 30년이 넘는 세월을 거슬러 배우 시절로 돌아갈 수 있을까?

젊은 시절, 심각한 워커홀릭이었던 김한용 씨. 그의 개별 일정은 1982년 당시 자신이 사용하던 카메라로 4명의 참가자들을 대상으로 한 기념 사진 촬영이다. 90세를 바라보고 있는 김한용 씨는 30년 전처럼 카메라 앞에서 열정적일 수 있을까?

부득이하게 천규덕 씨가 빠지면서 일정에도 변동이 생겼다. 출발 4일 전. 이미 모든 준비가 마무리된 일정을 다시 변경하기란 쉬운 일이 아니었다. 그렇다고 천규덕 씨에게 맞춘 개별 일정을 다른 참가자들에게 그대로 진행할 수도 없었다. 제작진은 천규덕 씨의 개별 일정을 삭제하며, 자유시간 및 공통 일정의 비중을 높이는 것으로 계획을 수정하였다.

2012년
노인이었던 자신은 잊어라!

시간여행을 떠나기 전, 참가자들이 가장 기대한 것은 '또래와 함께 젊어지는 여행을 간다는 것'이었다. 나이가 들면서 주위의 만류는 물론, 스스로도 선뜻 여행을 갈 마음을 먹기가 쉬운 일은 아니기 때문이다.

앞으로 일주일 동안 참가자들은 2012년 노인의 생활과는 전혀 다른 모습으로 생활하게 될 것이다. 일주일간 함께 생활하게 될 모든 제작진과 일정을 진행할 전문가들은 참가자들을 '할아버지', '할머니', '선생님'이라는 호칭 대신 '누구누구 씨' 혹은 '형', '누나'와 같은 호칭으로 부를 것이다. 30년 전으로 돌아가 다시 40~50대가 된 참가자들은 더 이상 2012년의 노인이 아니기 때문이다. 물론 처음에는 무례하다고 생각할 수 있으나, 이곳이 1982년의 실험집이기 때문에 가능한 일이다. 뿐만 아니라 이것은 심리학에서 '불리는 이름에 합당하게 행동하려는 현상'을 일컫는 레이블링 효과(labeling effect, 명명효과)를 기반으로 실행한 것이기도 하다.

실험집에서 참가자들은 귀찮도록 많은 질문을 받을 것이다. 매일 아침에는 오늘이 며칠인지, 전날과 비교한 자신의 몸 상태는 어떤지 질문을 받는다. 매 일정을 진행할 때는 일정에 앞서 참여 여부에 대한 질문을 받는다. 또 매일 잠들기 전에는 하루 일과를 되짚어보는 질문을 받는다. 처음에는 이렇게 거의 매 순간 질문을 받고 답을 해야 하는 상황이 힘들 것이다. 2012년의 노인이었을 때는, 어느 누구도 자신을 이렇게 귀찮게 하지는 않았을 테니 말이다.

그러나 이렇게 질문을 받고 답을 하기 위해 기억을 더듬는 과정을 되풀이하면, 참가자들은 매 상황에 집중하기 시작할 것이다. 오늘 자신의 몸 상태에 대해 답변하기 위해 구석구석 몸 상태를 스스로 점검하며 어제와는 다른 무엇인가를 발견하게 될 것이다. 그 변화가 좋은 것일 수도 있고 나쁜 것일 수도 있지만, 변화를 알아차렸다는 사실이 중요하다.

우리는 나이가 들면, 아주 많은 것에 둔감해지는 것이 당연하다고 생각한다. 잘 생각해보자, 나이가 든다고 해서 어느 날 갑자기 젊은 날의 내가 다른 사람으로 바뀌는 것은 아니다. 그런데도 우리는 노인들이 젊었을 적부터 원래 그랬던 것처럼 '날짜 가는 줄 모르고 어제와 다른 오늘을 감지하지 못하는 것'을 대수롭지 않게 생각한다. 그들이 불과 몇 년 전만 해도 그렇지 않았는데도 말이다.

자신을 비롯한 주변 상황에 집중하고, 그 변화를 알아차리는 것이 30년 전의 그들에게는 어려운 일이 아니었다. 그러나 점점 나이가 들면서 변화가 생기기 시작한다. 먼저, 자신이 기억하고 싶은 사항만 선택적으로 기억하는 성향이 강해진다. 뿐만 아니라, 새로운 정보를 받아들이는 시간은 길고, 기존의 정보를 상기하는 시간은 상대적으로 짧기 때문에 시간적 효율성을 고려해 후자를 선택하기 마련이다. 우리 모두(젊은이건 노인이건)는 노인들의 이러한 변화를 '인지기능이 떨어진 것'처럼 여기고, '노인이기 때문'에 나타나는 어쩔 수 없는 현상이라 여기기 일쑤다.

일주일간의 시간여행 동안 참가자들은 모든 일을 스스로 해야 한다. 일정에 대한 참여 여부를 결정하는 것부터 자신의 식사 챙기기, 방 정리, 자유시간 활용 등 아무리 작은 일이라도 누군가가 나서서 대신해주지 않는다. 스스로 할 수 없을 경우 다른 이들에게 도움을 요청하면 되는데, 이것 또한 참가자가 스스로 결정한다. 시간이 다소 걸리더라도 혼자 할 수 있다고 판단이 되면 스스로 하는 것이고, 반드시 누군가의 도움이 필요하다고 생각하면 직접 도움을 요청하면 된다.

생각하는 것부터 행동하는 것까지 모두 30년 전으로 돌아가야 하는 참가자들. 앞으로 이것은 실험집에서 생활하는 동안 매우 당연하면서도 가장 어려운 일이 될 것이다.

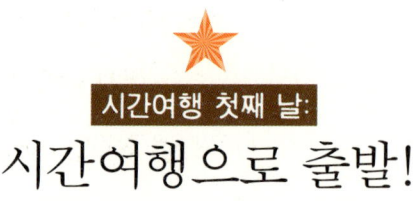
시간여행으로 출발!

2012년 10월 26일, 시간여행 출발일.

출발 장소인 EBS 본사에 가장 먼저 도착한 사람은 참가자 중 나이가 가장 많은 89세 사진작가 김한용 씨다. 짐가방을 들고 대중교통을 이용해서 온 그에게 도중에 누가 도와주지는 않았는지 묻자, 당연하다는 듯 말했다. "젊은이가 계단에서 다 들어줬지." 아직은 시간여행을 떠나기 전이라 이러한 도움이 89세 김한용 씨에게는 당연한 것이다.

다음으로 도착한 참가자는 78세 성우 오승룡 씨다. 딸과 함께 도착한 그는 입구에서 딸의 손에 들려 있던 짐가방을 건네받아 안으로 들어온다. 먼저 도착한 김한용 씨와 반갑게 인사를 나눈 그는 지난 한 주 동안의 안부를 물으며 이야기를 이어간다.

뒤이어 도착한 86세 배우 하연남 씨. 이렇게 먼저 도착한 참가자 3명은 여행에 대한 이야기를 나눈다. 일정에 대해 궁금해 하며 제작진에게 묻기도 하고, 서로 상상을 해보기도 한다. 참가자 중 가장 막내인 78세 오승룡 씨는 다른 참가자들에 대해 미리 알아보고 온 듯했다. 그는 김한용 씨에게 사진 및 광고와 관련된 이야기를 묻고, 하연남 씨에게는 그녀의 발명품에 대해 물으며 관심을 보였다.

한참 시간이 지나도 한명숙 씨가 도착하지 않는다. 약속한 오후 3시가 훌쩍 지나, 4시가 다 되어서야 한 대의 택시가 도착했다. 다리가 불편한 한명숙 씨가 지팡이를 짚고 내렸고, 한명숙 씨는 아무런 망설임 없이 제작진에게 도움을 요청했다. 그렇게 달려간 제작진은 택시 운전기사가 트렁크에서 내려준 짐을 받아들었다. 다리가 불편한 그녀는 도움을 청하는 것이 매우 익숙했다. 이런 모습을 지켜본 제작진은 모든 일을 스스로 해야 하는 시간여행 기간 동안, 한명숙 씨가 어떻게 행동할지 더욱 궁금해졌다.

드디어 후발대인 남성남 씨를 제외한 4명의 참가자 모두가 도착했다. 지금부터 이들은 30년 전으로 떠나는 시간여행 길에 오른다.

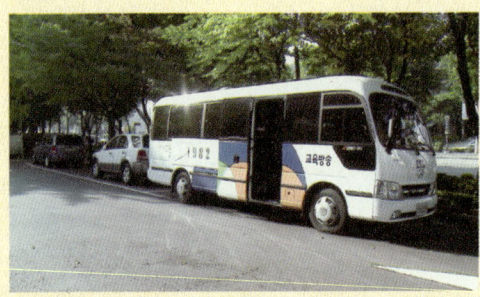

◾ 시간여행 출발일. EBS 본사 앞에 '1982'라는 현수막을 단 차량이 참가자들을 기다리고 있다.

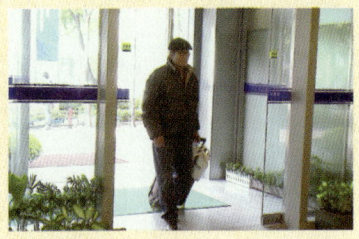

◾ 가장 먼저 도착한 김한용 씨가 짐가방을 들고 들어오는 모습.

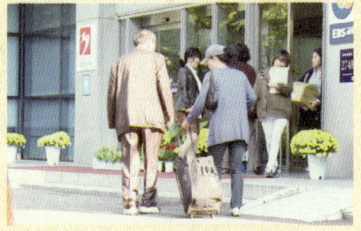

◾ 딸에게 짐을 건네받는 오승룡 씨.

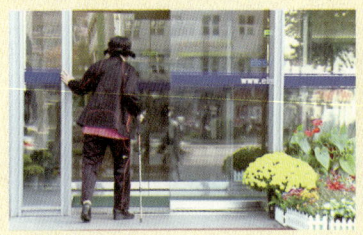

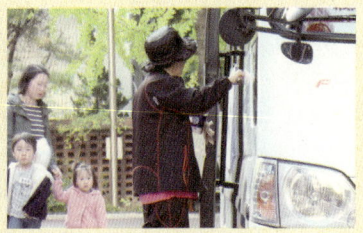

◾ 제작진의 도움으로 빈손으로 입구에 들어서는 한명숙 씨(왼쪽)의 모습. 지팡이를 짚은 한명숙 씨는 버스 계단을 단번에 오르지 못한다(오른쪽).

출발 준비를 마치고 시간여행 버스에 오르는 참가자들. 모두 버스에 오르는 데만도 적지 않은 시간이 걸린다. 누군가는 먼저 탑승해 있고, 또 누군가는 아직 버스 쪽으로 오고 있는 중이다. 지팡이를 짚은 한명숙 씨는 버스 계단조차 단번에 오르지 못한다. 다른 참가자들보다 신체적 여건이 열악한 것은 알고 있었지만, 이 정도일 줄은 미처 생각하지 못했다.

참가자들이 탑승한 버스가 서울을 벗어나자 라디오에서 낯익은 목소리와 음악이 흘러나온다. 1980년대를 대표하는 라디오 프로그램 〈이종환의 밤의 디스크 쇼〉를 본떠 재구성한 〈이종황의 추억의 디스크 쇼〉가 시작됐다. 30년 전 상황에 맞춘 참가자들의 사연과 1982년 이전의 노래로만 구성된 라디오 프로그램. 갑자기 한순간에 30년 전 자신의 모습을 생각해내기란 말처럼 쉬운 일이 아니다. 그래서 참가자들이 좀 더 쉽게 30년 전 자신의 모습을 회상할 수 있도록 돕고, 서로에 대해 알 수 있는 기회가 되도록 〈이종황의 추억의 디스크 쇼〉를 마련했다.

라디오 프로그램의 시작을 알리는 상징과도 같은 시그널. 처음에 참가자들은 낯익은 시그널 덕분에 과거의 방송을 그대로 녹음해서 튼다고 생각했다. 그러나 이내 자신들의 사연이 흘러나오자 라디오 진행자의 멘트에 집중하면서 자연스럽게 노래를 따라 부르기 시작한다.

단풍이 절정인 계절에 딱 맞는 신중현의 '아름다운 강산'을 첫 곡으로 시작한 〈이종황의 추억의 디스크 쇼〉. 첫 번째 사연의 주인공은 참가자 중 나이가 가장 많은 김한용 씨다. 김한용 씨의 대표적인 광고와 달력 사진으로 그를 소개하고, 그의 애창곡인 한명숙 씨의 '노란 샤쓰의 사나이'가 흘러나온다. 이어서 노래의 주인공 한명숙 씨가 소개되고, 출연한 영화와 함께 소개되는 하연남 씨. 그 뒤로 1982년이 전성기였던 남성남 씨와 오승룡 씨의 사연과 노래가 이어진다. 이렇게 라디오를 들으며 참가자들은 30년 전으로 서서히 빠져들어 갔다. 약 한 시간 분량으로 준비한 라디오 프로그램이 끝날 때가 되자, 참가자들이 탑승한 차가 실험집에 도착했다.

참가자 중 나이가 가장 어린 78세 성우 오승룡 씨는 바로 버스에서 내려 실험집으로 향한다. 곧이어 나이가 가장 많은 89세 사진작가 김한용 씨가 들어간다. 그런데 그 뒤로 나머지 2명의 여자 참가자들의 모습은 보이지 않는다. 무슨 일이 있는 것일까?

2명의 참가자는 버스 안, 자리에서 일어나 운동을 하고 있다. 한 자세로 1시간 30분 동안 있었던 것이 무척 힘이 들었던 것이다. 앞아 있다가 바로 걷기가 부담스러웠던 한명숙 씨와 하연남 씨는 간단한 운동으로 몸을 풀고 있다.

> 한명숙 66 이렇게 금방 일어나면, 내가 움직이기가 힘들어.
> 하연남 66 (버스 뒷좌석을 짚고 간단한 스트레칭을 하며) 이렇게 운동하고 일어나야 돼. 우리 나이 먹은 사람들은….

그리고 천천히 버스에서 내리기 시작한 이들. 한명숙 씨는 버스에서 내리는 데 1분이 넘게 걸렸다. 같은 거리를 움직이는 데 20초 내외가 걸린 김한용 씨와 비교했을 때, 세 배 이상의 시간이 걸렸

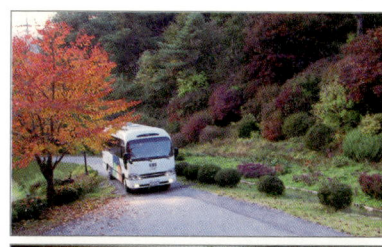
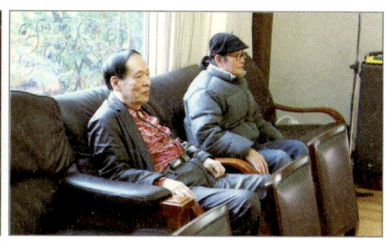
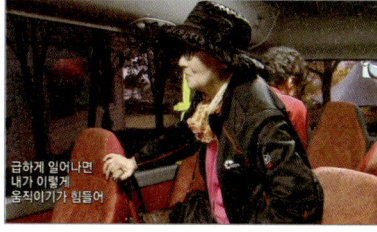

◀ 도착 후 바로 실험집에 들어간 오승룡 씨와 김한용 씨. 반면, 급하게 일어나기가 부담스러운 나머지 참가자들은 가벼운 운동을 하고 움직인다.

다. 2단의 버스 계단을 내려와 다시 10단 남짓한 계단을 올라가면 실험집 2층이다. 대부분의 젊은이들은 1분도 채 안 되는 시간에 이동할 수 있는 거리다. 그런데 4명의 참가자들이 모두 2층에 모이기까지는 20분이 훌쩍 넘는 시간이 걸렸다. 제작진은 이런 참가자들과 함께 일주일이라는 시간을 무사히 보낼 수 있을지, 또 참가자들에게 신체적·정신적으로 긍정적인 변화가 발생할지, 의구심이 끊이지 않았다.

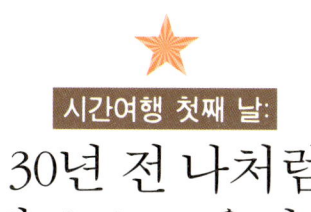

시간여행 첫째 날:
30년 전 나처럼 짐 스스로 옮기기

실험집에 들어온 참가자들은 더 이상 2012년의 노인이 아니다. 지금부터 참가자들은 이곳의 생활수칙에 따라 1982년의 40~50대 중년으로 생각하고 행동해야 한다. 그렇다면, 지금 참가자들 앞에 놓인 자신의 짐가방은 어떻게 해야 할까?

30년 전엔 스스로 너끈히 옮길 수 있었던 것들이다. 그렇기 때문에 지금부터 참가자들은 1982년의 자신이 그랬던 것처럼, 스스로 자신의 짐을 옮겨야 한다. 물론, 다른 참

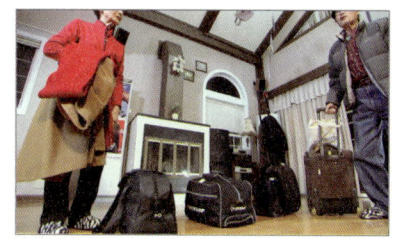

가자에게 도움을 청할 수도 있다. 그러나 도움을 청할지, 스스로 옮길지는 본인이 직접 선택해야 한다. 이렇게 참가자들은 30년 전의 자신과 가까워질 첫 번째 갈림길 앞에 섰다. 총 5명의 참가자 중 먼저 도착한 4명의 참가자들. 과연, 몇 명의 참가자가 스스로 짐을 옮길까?

참가자 중 대부분은 짐을 스스로 옮겨야 한다는 사실을 납득했다. 그리고 아주 흔쾌히 본인이 나르겠다고 나섰다. 그러나 어떤 참가자는 무조건 도와줘야 한다고 이야기했다. 반면 또 다른 참가자는 일단 해보지만, 도움이 필요하면 말하겠다고 했다.

매우 중요한 이야기다. 먼저 스스로 해보겠다는 것, 그리고 도움이 필요하다고 생각하면 도움을 요청하겠다는 것. 대부분의 젊은이들은 모든 노인은 도움이 필요하다고 생각한다. 그들의 의향을 묻지도 않고, 자신이 판단하여 신속하게 행동으로 옮긴다. 그리고 노인들은 그 편리함에 본인의 몸을 맡긴다.

그러나 이러한 행동은 매우 위험하다. 맹목적으로 도움을 받아들이다 보면, 자신이 할 수 있는 일이 점점 줄어들게 되기 때문이다. 그래서 이 실험집에서는 그 누구도 도움을 자청하지 않을 것이다. 이것이 가혹한 처사처럼 보일 수 있으나, 이 과정을 통해 참가자들은 자신이 어떤 것은 할 수 있고, 또 어떤 것은 할 수 없는지를 직접 판단하며 깨닫게 될 것이다. 매우 미미해 보이는 이런 판단이 앞으로 참가자들에게 '통제력'이라는 이름으로 영향을 미칠 것이다.

참가자들의 방은 3층과 1층에 있기 때문에, 현재 2층에 있는 참가자들은 모두 계단을 이용해야만 방으로 갈 수 있다. 짐을 옮기는 데는 시간 제약도 없고, 방법에도 제한이 없다. 가방을 열어서 옷을 하나씩 옮길 수도 있고, 짐가방을 들고 한 걸음 옮긴 뒤 쉬고 또 한 걸음을 이동해도 상관이 없다.

이야기를 들은 참가자들은 하나둘씩 자리에서 일어나 자신의 짐가방을 들고 걸음을 옮기기 시작한다. 물론 단번에 가방을 나를 수는 없다. 그러나 천천히 자신의 가능성을 확인하는 참가자들에게 2012년의 노인이라면 상상도 할 수 없는 일이 벌어졌다.

실험집에 도착하기 전, 89세 김한용 씨는 대중교통을 이용해 출발 장소로 왔다. 이때 그는 젊은이가 짐가방을 들어줬다고 말했다. 그러나 실험집에서 그는 가장 먼저 자리에서 일어나 자신의 가방을 직접 들고, 계단으로 갔다. 한 손에 가방을 들고, 다른 한 손으로 난간을 단단하게 잡으며 자신의 방이 있는 3층을 향해 계단을 오르기 시작했다. 10여 단 남짓의 계단을 오르는 데 1분이 훨씬 넘는 시간이 걸렸지만 김한용 씨는 30년 전 자신처럼 스스로 짐가방을 옮겼다.

한쪽 손이 불편한 하연남 씨는 과연 어떻게 짐을 옮길까? 2012년 86세의 그녀라면, 도움을 요청할 것이다. 그러나 그녀는 자신의 가방 중 작은 것에 짐을 나눠 담아 직접 들고 가기를 원했다. 그녀의 요청대로 짐가방을 작은 것으로 바꾸자, 직접 가방을 들고 계단을 오르는 그녀. 그리고 스스로 해냈다는 만족감을 보인다.

1층에 방이 있는 오승룡 씨. 그는 별다른 불편함 없이 가방을 들고 계단을 내려갔다. 자신의 물건으로 꾸며진 방에 들어서자 당시를 회상하기 시작했다. 책상에 놓인 한 사진을 보며 현재(1982년)로부터 18년 전 사진이라고 소개할 정도로 1982년에 몰입하려 노력하고 있었다.

신체적 조건이 가장 열악한 참가자 한명숙 씨. 지팡이에 몸을 의지해야 하는 그녀는 짐가방을 어떻게 옮길까? 한참 뒤에 자리에서 일어난 한명숙 씨는 제작진을 향해 이렇게 말했다.

> 하여튼 난 안 돼. 못 가져가. 무거우면 못 가져가.

🎬 출발 장소로 올 때는 도움을 받았던 김한용 씨(왼쪽)와 한쪽 손이 불편해 도움을 청하는 데 익숙한 하연남 씨(오른쪽)가 직접 자신의 짐을 옮기고 있다.

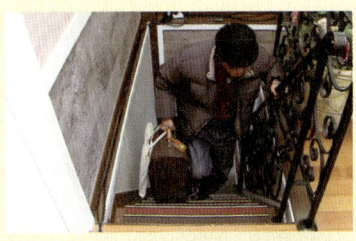
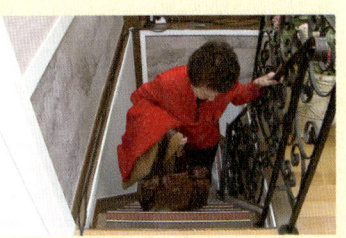

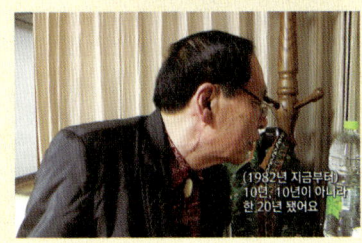

🎬 사진을 보며 1982년에 몰입하고 있는 오승룡 씨.

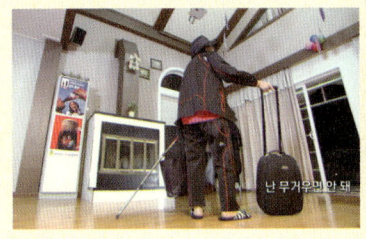
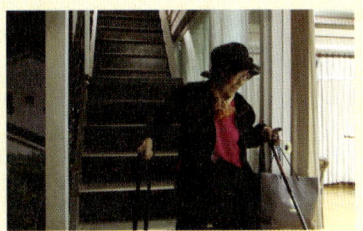

🎬 한참 뒤에 자리에서 일어난 한명숙 씨가 도움 없이 짐을 옮긴다.

이렇게 말하고 나서는 한 손에 가방을 들고, 다른 한 손으로 지팡이를 짚으며 계단 앞까지 걸어갔다. 그리고 계단 앞에서 잠시 멈춘 그녀. 이제 어렵다고 말하려는 것일까?

잠시 머뭇거리던 한명숙 씨는 짐을 정리하기 시작했다. 한 손에 가방과 지팡이를 들고, 다른 한 손으로는 계단의 난간을 잡으며 계단을 하나씩 내려가기 시작했다. 10여 단 남짓의 많지 않은 계단을 하나씩, 그리고 신중하게 내려가는 한명숙 씨. 2분 40초. 다른 참가자들에 비해 많은 시간이 걸렸다. 그렇지만 '누가 가방을 먼저 옮기나'를 측정하는 것이 아니기 때문에 시간은 아무런 의미가 없다. 중요한 것은 그녀가 누구의 도움도 요청하지 않고 스스로 해냈다는 사실이다. 30년 전의 자신처럼 행동하려 노력하고, 결국은 해낸 것이다. 이렇게 느낀 성취감이 다음번에는 그녀를 좀 더 크게 변하게 할 것이다.

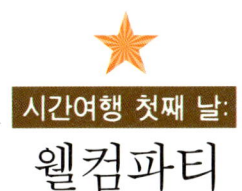

웰컴파티

시간여행 첫째 날 저녁. 1982년으로 돌아온 참가자들을 환영하기 위해 웰컴파티가 준비됐다. 풍선과 만국기로 꾸며진 거실에 시대를 가늠할 수 없는 클래식이 연주되고, 테이블 위에는 80년대 파티 음식이 가득 차려졌다. 참가자들은 파티에 맞게 직접 의상을 고르고 그에 맞는 메이크업을 선택해서 받았다. 그렇게 준비를 마치고 파티 장소로 온 이들은 무척 흥분된 모습이었다.

조금 늦게 실험집에 도착한 남성남 씨까지 포함해 모두 5명의 참가자들이 한자리에 모였다. 1982년에 유행하던 간단한 마술쇼로 파티의 시작을 알렸다. 테이블에 차려진 음식과 음료를 자유롭게

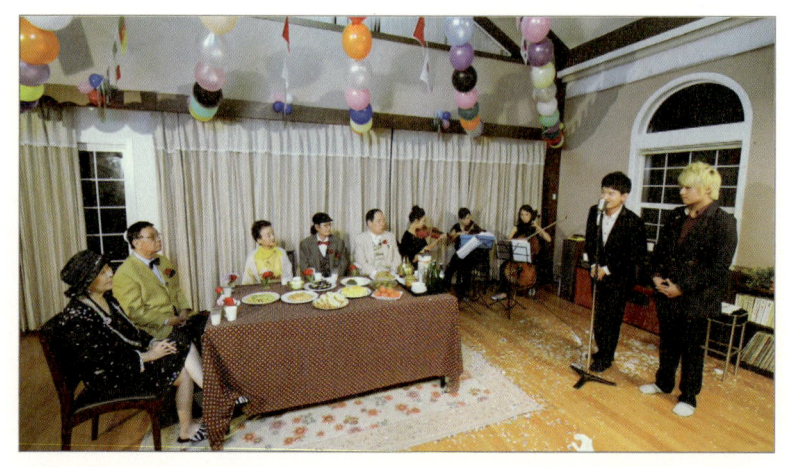

먹고 마시며 파티를 즐기는 참가자들. 2012년의 우리가 보기에는 부족해 보일 수도 있는 음식과 마술이지만, 참가자들에게는 30년 전의 추억을 회상할 수 있는 시간이다. 그러나 참가자들이 이렇게 편안히 앉아 음식을 먹을 수 있는 것은 오늘까지다. 당장 내일 아침부터는 '모든 일은 스스로 한다'는 이곳의 생활수칙에 따라 스스로 음식을 챙기고, 차려야 한다.

  마술쇼와 식사가 어느 정도 마무리되자, 오늘 웰컴파티의 하이라이트 '자기소개'가 시작됐다. 1982년의 첫째 날 공통 일정인 자기소개는 참가자들이 30년 전의 상황에 맞춰 자신을 소개하는 것이다. 1982년에 59세인 김한용 씨는 부인과 1남 3녀의 자식을 둔 사진작가이고, 56세 하연남 씨는 남편과 함께 행복하게 살고 있는 과거 영화배우이며, 52세 남성남 씨는 잘나가는 코미디언, 48세 오승룡 씨는 라디오 프로그램 진행 및 녹음으로 한창 바쁜 성우, 48세 한명숙 씨는 무대에 서서 노래하는 가수다.

 김한용 " 나이는 59세, 가족관계는 1남 3녀 마누라.

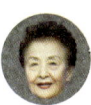 **하연남** " 쉰여섯 먹은 하연남입니다.

 **남성남** " 남성남이에요. 쉰두 살이에요.

 **오승룡** " 마흔여덟 먹은 오승룡입니다.

 한명숙 " '노란 샤쓰의 사나이' 한명숙입니다. 반갑습니다. 제 나이는 지금 마흔여덟입니다.

이렇게 30년 전 나이로 스스로를 소개하며 자신도 모르는 사이에 '불리는 이름에 합당하게 행동하려는 현상'인 레이블링 효과가 발동하기 시작한다.

자기소개가 끝나고 세 가지 생활수칙과 함께 사전 오리엔테이션 때 화제가 됐던 휴대폰 사용과 관련된 이야기가 시작됐다. 그러자 파티장은 다시 한 번 냉랭한 기운이 감돌았다. 모든 참가자는 휴대폰을 가지고 온 상황. 그래서 일정이 진행되는 동안에는 휴대폰을 사용하지 않고, 일정이 시작되기 전인 아침과 일정이 끝난 밤에만 사용하도록 요청했다. 그러자 오승룡 씨는 격하게 반대하기 시작했다. 휴대폰 사용을 제한할 경우 실험집에서 나가겠다는 것. 그러자 또 다른 참가자가 동요하기 시작했다.

남성남 〃 진동으로 하되, 내가 화장실 가서 '혹시나 왔나' 하고 확인해서 왔으면 거기서 통화를 조금 하더라도 그런 여유를 줘야 된다는 거야. 못 쓰면 안 돼요.

전문가 〃 저희 선에서도 어느 정도 양보를 한 거라서…. 여러분도 조금 양보를 해주시면 참 좋겠다는….

오승룡 〃 우리보고 양보하라고 하면 우린 뭐 어떡해요? 이거 못 합니다.

휴대폰 사용과 관련해서 제작진과 참가자들은 다시 한 번 조율이 필요했다. 완벽하게 1982년으로 인식하고 생활했으면 하는 것이 제작진의 바람이었으나, 이미 2012년의 문화와 문물에 익숙한 참가자들에게 이제는 낯선 30년 전의 문화를 그때와 똑같이 요구하는 것은 어려운 일이었다. 그래서 일과 중에는 휴대폰 사용을 최소화하는 것으로 휴대폰 사용과 관련된 논쟁을 마무리했다.

이어서 남성남 씨에게 특별한 일정이 주어졌다. 실험집에 머무르는 일주일 동안 그곳에 있는 개, '루이'의 관리를 맡는 것. 어떤 상황이나 의견에 대해 스스로 판단하고 그것에 맞게 행동하는 힘, 통제력을 향상시키기 위해서였다. 특정 동물을 관리하며 자신의 영향력이 미치는 것을 확인하는 일은, 통제력은 물론 삶의 질 향상에도 매우 큰 영향을 미치기 때문이다.

젊어지는 첫 번째 조건:
의식의 집중

참가자들이 함께 다음 날 식사 메뉴를 정하는 것으로 시간여행 첫째 날 일정이 모두 마무리됐다. 일정이 끝나면 자유시간이다. 자신의 방에서 책을 읽어도 좋고, 다른 참가자의 방을 구경하러 가도 좋다. 몸이 피곤해서 좀 쉬고 싶다면 자거나 명상을 하면서 휴식을 취할 수도 있다. 그리고 모든 참가자들에게 담당 VJ의 질문이 이어진다. 질문은 다음과 같다.

- 당신은 지금 몇 살인가?
- 오늘 날짜를 연도와 함께 말할 수 있는가?
- 오늘 날씨는 어땠나?
- 오늘 일정 중 가장 좋았던 것과 싫었던 것은?

- 어제와 비교해서 오늘 몸의 컨디션은 어떤가?
- 어제와 비교해서 오늘 식사량은 어땠나?
- 어제와 비교해서 오늘 기분은 어떤가?

이런 당연한 질문을 왜 하느냐고 반문하는 사람도 있을 것이다. 참가자들에게 매일 이러한 질문을 하고 스스로 답할 수 있게 하는 것은 이번 실험에서 가장 중요한 요소인 '의식의 집중'을 하기 위한 것이다. 위의 질문은 모두 '현재'에 집중하게 하는 것들이다. 즉, 오늘에 집중해서 어제와 다른 오늘을 느끼게 하는 것.

나이가 들면서 사람들은 날씨나 날짜, 기분 등과 같이 사소한 것들에 대한 관심이 점점 무뎌진다고 한다. 더 이상 나에게 중요한 것이 아니라고 생각하기 때문이다. 즉, 관심사가 바뀌는 것이다. 관심의 대상이 다른 것으로 옮겨간 것이라면 좋겠지만, 많은 노인들은 그렇지 못하다. 그냥 현재와 관련된 대부분의 것으로부터 관심이 사라지는 것이다. 그러다 보니 "옛날에는 하고 싶은 것도 많았는데 지금은 하고 싶은 것도 없고, 먹고 싶은 것도 없다"라고 말하기 일쑤다. 그러면서 무기력하게 하루하루를 보낸다.

그래서 우리는 이러한 질문을 통해 참가자들이 '현재'에 자신의 의식을 집중할 수 있도록 했다. 2012년의 노인이었을 때는 하루하루가 똑같게만 느껴졌던 이들이 자신에 대한 작은 변화를 감지하면, 젊었을 때처럼 매일이 각기 다른 하루가 될 것이기 때문이다. 이렇게 매일이 다름을 느끼면, 새로움을 발견하게 되는 것이다.

나이가 많은 사람들일수록 안정적인 것을 선호하여, 새로움을 접하는 빈도가 젊은이들에 비해 낮다. 그러나 새로움으로 인한 즐거움은 '할 수 있다'는 생각과 함께 행동의 변화를 동반한다. 예를 들면, 어느 노인이 자고 일어나서 어제보다 몸이 좀 더 가벼워짐을 느꼈다고 하자. 그래서 그(그녀)는 어제보다 기분이 좋았고, 어쩌면 산책을 나갈 수도 있겠다고 생각한다. 그(그녀)는 몇 달 만에 누군가의 도움 없이 혼자 5분 정도 간단한 산책을 했다. 혼자 산책을 했다는 기쁨과 함께 좀 더 오래 산책을 할 수 있을지도 모른다는 생각이 들었다. 그리고 다음 날에는 10분 동안 산책을 했다. 이렇게 몇 주가 지나자 혼자서 할 수 있는 것들이 생겼다. 한 해 전만 해도 상상도 할 수 없었던 이불을 정리하기도 하고, 직접 차를 끓이기도 한다. 그러자 주변으로부터 젊어졌다는 이야기를 듣기 시작했다.

노인에게 있어서 이러한 변화는 어느 날 아침, 자신의 작은 변화를 느끼면서부터 시작됐다. 자신과 관련된 작은 변화부터 알아차리는 것, 그것이 바로 '의식의 집중(mindfulness)'이다.

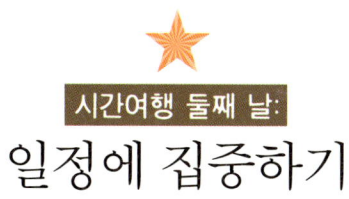

일정에 집중하기

시간여행 둘째 날이 밝았다. 매일 아침, 참가자들의 집 앞에는 병 우유와 당시 신문이 배달된다. 2012년이었던 어제와는 무엇 하나 같은 것이 없는 1982년의 둘째 날. 참가자들은 잘 적응할 수 있을까? 이곳의 생활수칙에 따라 지금을 1982년이라 인식하고, 이에 맞게 말하고 행동하며, 모든 일을 스스로 할 수 있을까?

오전 7시부터 10시까지는 참가자들의 아침식사 시간이다. 30년 전으로 돌아온 이곳에서는 식사도 스스로 챙겨야 한다. 또 8시 30분부터 방송 예정인 아침뉴스는 반드시 시청해야 하는데…. 1982년으로 돌아온 참가자들은 시간에 집중해 잘 지킬 수 있을까?

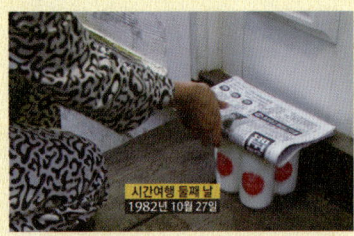
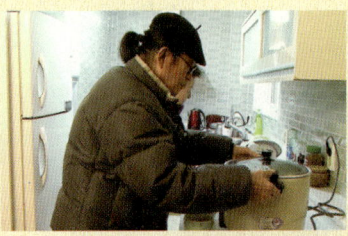
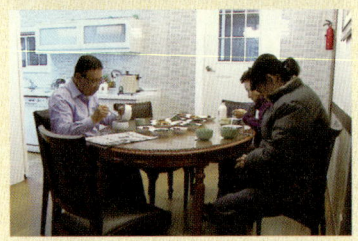
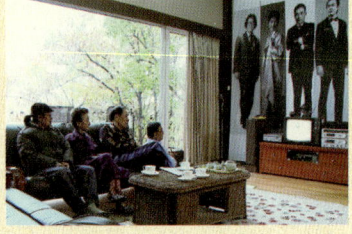

◀ 4명의 참가자들은 서로 도와가며 제시간에 아침식사를 마치고 뉴스 시청을 하고 있다.

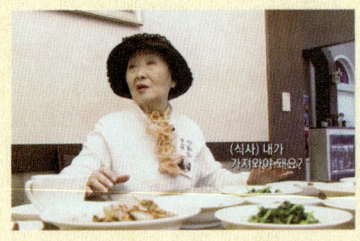
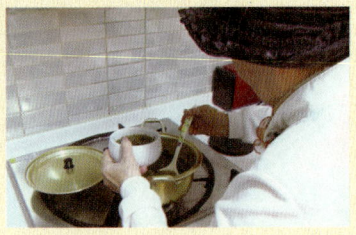

◀ 다른 참가자들보다 늦은 아침식사를 하는 한명숙 씨는 과연 다음 일정에는 집중할 수 있을까?

오전 7시 30분, 5명의 참가자 중 한명숙 씨를 제외한 4명의 참가자들이 아침식사를 마쳤다. 자신들이 생활하던 곳이 아닌 낯선 주방에서 직접 그릇을 찾아 국과 밥을 뜨고, 컵에 마실 물을 따라야 하는 아침식사 시간. 4명의 참가자들은 조금 서툴지만 서로 도와가며 아침식사를 마쳤다. 그리고 8시 30분이 되자 이들은 뉴스 시청을 위해 텔레비전 앞에 모였다.

아직 자리하지 않은 한 명의 참가자. 1층 자신의 방에서 화장을 하고 있는 한명숙 씨다. 화장을 마친 그녀는 다른 참가자들이 모두 식사를 마친 후에야 방을 나선다. 한쪽 손에 지팡이를 짚고 계단 앞까지 온 한명숙 씨는 잠시의 망설임도 없이 반대쪽 팔에 지팡이를 옮겨 들고는 한쪽 손으로 난간을 잡으며 계단을 오르기 시작한다.

1982년에서 생활한 지 24시간도 채 되지 않아 나타난 변화다. 지팡이를 짚지 않고 2층으로 올라온 한명숙 씨는 뉴스 시청보다 아침식사가 우선이다. 그러나 누군가의 도움을 받는 것에 익숙한 그녀. 당연한 듯 식탁 앞에 앉아 식사가 차려지기를 기다리고 있다. 잠시 후 제작진이 '모든 일은 스스로 한다'는 생활수칙을 상기시키자, 이제야 알았다는 듯 자리에서 일어나 직접 식사를 챙기기 시작한다.

별것 아닌 것처럼 보이는 생활수칙이지만, 아직은 참가자들에게 익숙하지 않은 낯선 것들이다. '낯설다'는 것은 새로움을 의미하는데, 이 낯섦이 익숙함으로 바뀌면 참가자들은 새로운 것을 '해낸 것'이 된다. 어떤 것을 '해낸다'는 것은 스스로에 대한 가능성을 확인시켜주고, 나아가 성취를 통한 행복감을 높여주는 기회가 된다. 이번 시간여행에서 반드시 지켜야 할 세 가지 수칙은 어찌 보면 너무나 당연한 것들이다. '첫째, 나는 현재 1982년에 와 있습니다. 둘째, 나는 1982년에 맞게 말하고 행동합니다. 셋째, 나는 모든 일을 스스로 합니다.' 그러나 이곳에서 이 생활수칙은 참가자들에게 일어나는 크고 작은 변화의 열쇠가 될 것이다.

1982년으로 꾸며진 실험집에서는 정해진 일정에 집중하는 것이 매우 중요하다. 일정을 무조건 따라야 한다는 것이 아니다. 오늘 하루는 어떤 일정이 있고, 그 일정에 내가 참여할지 말지 결정해야 하기 때문에 일정에 집중하는 것이 중요하다는 것이다. 이렇게 일정에 집중하면서 참가자들은 맹목적으로 하루를 보내는 것이 아니라, 자신의 의지로 하루를 구성하게 된다. 30년 전 자신이 스스로 자신의 스케줄을 조절했던 것처럼 말이다.

1982년의 첫 아침, 한명숙 씨는 아직 일정에 집중하지 못하는 모습이다. 그녀는 과연 다음 일정들을 어떻게 받아들일까?

시간여행 둘째 날:
30년 전 자신의 모습과 가까워지기

시간여행 둘째 날 오전에 예정된 공통 일정은 1982년 이전의 음악에 맞춰 추는 라인댄스다. 30년 전의 참가자들이 그랬던 것처럼, 신체를 움직일 수 있는 기회를 마련했다. 30년 전으로 시간을 되돌아온 참가자들의 나이와 비슷한, 58세의 라인댄스 강사가 진행하는 이번 일정. 1982년 당시 자신과 또래인 강사를 보면서 참가자들 스스로 할 수 있다는 생각을 갖도록 한 것이다.

사람들은 숫자로 표현되는 나이에 따라 신체활동을 결정하는 경향이 있다. '40~50대는 가능하지만 70~80대는 안 돼'라는 생각을 한다. 아직 해보지 않았음에도 불구하고 말이다. 나이가 들면, 그렇게 점점 더 자신의 활동 영역을 줄여나간다. 라인댄스 일정에 참여하는 참가자들은 자신이 할 수 있는 만큼만 참여하면 된다. 진행 도중 힘들거나 피곤함을 느낀다면, 그 즉시 뒤에 준비된 의자에 앉아 참관하며 휴식을 취하면 된다. 즉, '한번 해볼까?'라는 생각이 중요한 것이다.

5명의 참가자 중 몇 명이나 라인댄스에 참여할까? 남성남 씨는 기대를 가지고 기다리고 있다.

> 가슴이 두근두근하지. 춤도 안 춰봤는데, 댄스를 배운다니까…. 기대는 있는데 잘 안 될 거야. 해봤어야지~

어제까지만 해도 지팡이에 몸을 의지하던 한명숙 씨는 기대 반, 두려움 반이다.

> 글쎄 모르겠어, 나도. 기대보다 내 몸이 많이 움직여줬으면 고맙겠고. 바람이지, 뭐. 희망사항. 아이 호프 쏘(I hope so).

대부분의 참가자들이 일정 참여에 긍정적이다. 그런데, 참가자 중 유일하게 참관을 선택한 오승룡 씨.

> 안 배울 거예요, 나는. 춤은 안 배울 거예요. 나한테는 춤이 불문율인데….

어느 누구도 일정 참여를 강요하는 사람은 없다. 그러나 소극적인 참여는 소극적인 결과를 야기할 것이다.

예정된 시간에 맞춰 라인댄스 수업이 시작되었다. 춤이 자신에겐 불문율이라고 한 오승룡 씨도 춤을 추고 있다. 다른 참가자들과 함께 음악의 박자에 맞춰 몸을 움직이고 있다. 무엇이 그를 움직인 것일까?

> 나는 원래 춤을 싫어한다는 얘기를 했는데요. 이걸 춤으로 생각하지 않고, 스트레칭 운동이라 생각하고 해보니까 땀도 나고. 해로운 건 없다고 생각해요.

이렇게 약 한 시간 정도 진행된 라인댄스는 5명의 참가자들이 모두 즐겁게 참여하며 자신의 변화에 스스로 놀라움을 느끼는 시간이

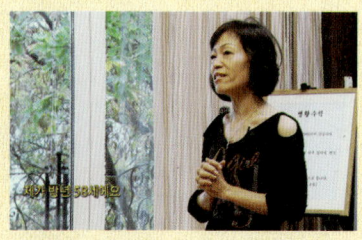

▪ 1982년의 참가자들 나이와 비슷한 라인댄스 강사가 진행하는 둘째 날 오전 일정.

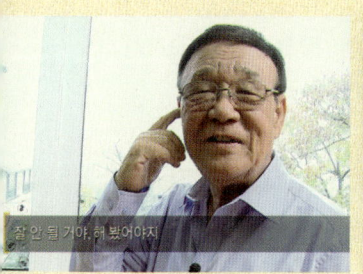 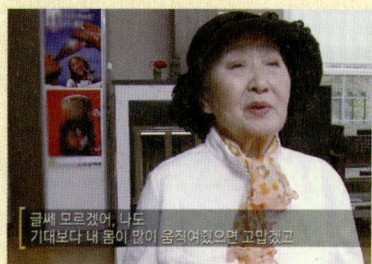 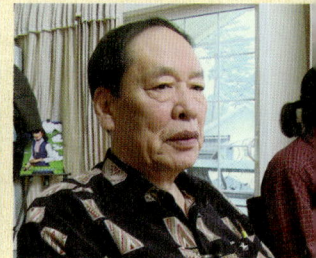

▪ 라인댄스 일정에 기대를 가지고 있는 남성남 씨와 한명숙 씨, 그리고 참여하지 않겠다는 오승룡 씨. 일정 참여 여부는 참가자들의 선택이다.

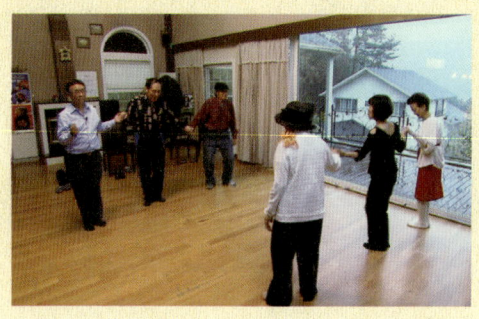

▪ 라인댄스 일정에 모든 참가자들이 참여하는 모습.

었다. 특히 한명숙 씨는 지팡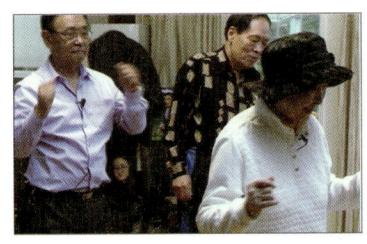
이 없이 한 시간여를 서서 라인
댄스를 췄다. 불과 일주일 전만
해도 지팡이 없이는 서너 걸음
정도밖에 걸을 수 없다고 말했던 한명숙 씨와는 전혀 다른 모습이
다. 익숙한 음악의 리듬에 맞춰 스텝을 밟고, 시간이 흐를수록 자연
스럽게 맞춰지는 손과 발의 박자감까지. 가장 눈에 띄는 그녀의 변
화는 다른 참가자들도 알아차릴 정도였다.

> **한명숙** " 내 마음으로는 무용이 아주 치마폭을 들고 돌아가는
> 기분인데, 내 몸이 내 기분대로 안 되네…. 자꾸 하면 언젠가는
> 될 것 같기도 하지만.

참가자들이 새로운 가능성을 경험한 오전이 지나고, 오후에는
오승룡 씨의 개별 일정이 예정되어 있다. 오승룡 씨는 4명의 참가
자들을 패널로 한 토크쇼를 진행한다. 주제는 1982년에 일어난 큰
뉴스 중 하나인 '통행금지 해제'이며, 주어진 시간은 30분이다. 오
늘 일정 중 자신이 진행하는 토크쇼가 가장 기대된다고 대답한 오

승룡 씨. 그가 준비한 종이에는 열심히 준비한 흔적이 역력했다. 정해진 시간에 토크쇼가 시작되고, 30분이 지나자 오승룡 씨는 마무리를 했다. 그의 진행능력에 다른 참가자들은 찬사를 보냈고, 그 뒤로 한참 동안이나 후일담이 이어졌다. 실험 참가 전부터 실험에 대해 의구심을 내비쳤던 오승룡 씨에게는 30년 전 자신의 모습과 좀 더 가까워지는 기회가 되었고, 다른 참가자들에게는 1982년을 회상하며 몰입할 수 있는 시간이었다.

오승룡 " 1982년 1월 5일 04시를 기해서 통행금지가 해제

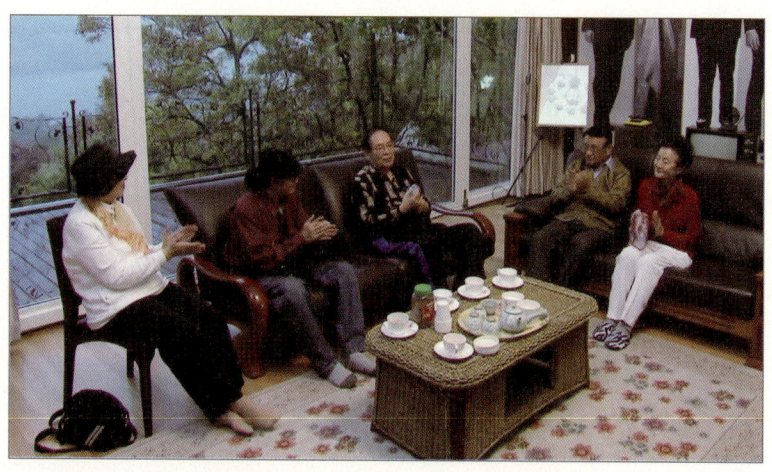

◀ 오승룡 씨의 개별 일정을 마무리하며 모두 박수 치는 모습.

가 됐습니다. 없어졌습니다. 오늘 긴 시간은 아닙니다만, 통행 금지 해제에 대한 여러분의 의견을 들어봤습니다. 감사합니다.

저녁식사 후 참가자들의 인지능력과 사교활동을 자극하기 위한 레크레이션 시간이 이어졌다. 새로운 사람 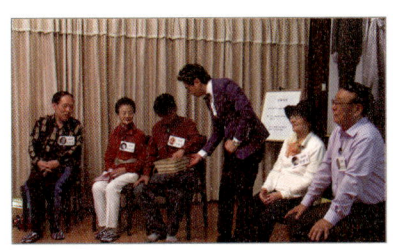 과 친해지고, 무엇인가를 기억하며 되뇌는 것에 무감각해진 참가자들을 위해 특별히 준비한 시간이다. 1982년에 유행한 간단한 퀴즈와 연상 게임 등을 통해 뇌를 자극하여 좀 더 30년 전으로 집중하고 몰입할 수 있도록 한 것이다. 참가자들은 단순한 게임으로만 알고 참여하지만, 이렇게 자극된 인지능력은 그들이 30년 전처럼 젊어지는 데 영향을 미칠 것이다.

레크레이션이 막 시작했을 때, 참가자 중 나이가 가장 많은 김한용 씨는 다른 참가자들의 이름을 외우지 못했다. 그런데 레크레이션이 끝날 때쯤 되자, 그는 모든 참가자들의 이름을 막힘없이 댈 수 있었다.

우리는 흔히 나이가 들면 점점 기억력이 떨어지는 것이 당연하다고 생각하고, 주어진 것을 기억하기 위해 노력하지 않는다. 어쩌면 우리는 나이가 들수록 기억력이 감퇴하는 것이 아니라, 주어진 무엇인가에 무관심해지거나 집중하지 않으려는 성향이 강해지는 것은 아닐까….

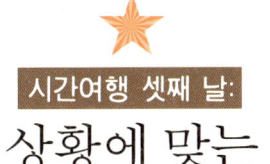

시간여행 셋째 날:
상황에 맞는 통제력 발휘하기

시간여행 셋째 날 아침. 참가자들은 스스로 챙겨 먹는 아침에 제법 익숙해졌다. 그리고 가장 먼저 텔레비전 앞으로 자리를 옮겨와 뉴스가 시작되기를 기다리는 한명숙 씨. 어제와는 다른 그녀의 모습은 일정에 집중하기 시작했다는 매우 긍정적인 신호다. 시간여행 셋째 날이 되자 참가자들은 어제까지만 해도 낯설었던 생활수칙에 익숙해진 모습이다. 이제는 자연스럽게 현재를 1982년이라고 인식하며 말하고 행동할 뿐만 아니라, 모든 일을 스스로 하기 위해 노력하고 있다.

뉴스 시청 후 일정표를 확인한 한명숙 씨는 자리에서 일어났다.

그리고 지팡이는 소파에 기대놓은 채 맨손으로 계단을 내려가기 시작하는 한명숙 씨. 한눈에 보기에도 그녀는 변했다. 맨손으로 계단을 내려간 한명숙 씨는 확인한 일정에 맞춰 의상을 갈아입었다. 어제까지만 해도 일정에 관심을 보이지 않았던 그녀. 그러나 오늘은 아침뉴스를 시간에 맞춰 시청하였고, 일정을 확인해 그에 맞게 의상도 갈아입었다. 그리고 자신도 모르게 지팡이를 놓고 걷고 있었다. 단 3일 만에 나타난 놀라운 변화다.

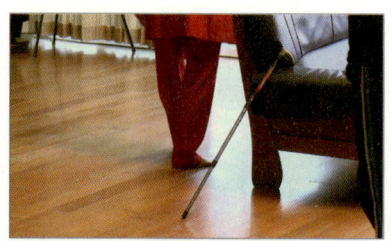
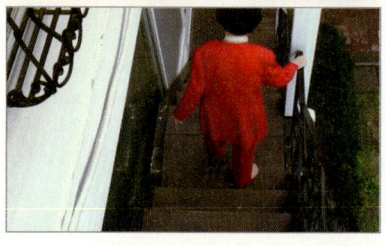

◀ 지팡이 없이 일정에 맞춰 움직이는 한명숙 씨의 변화는 단 3일 만에 나타난 놀라운 일이었다.

셋째 날 첫 번째 공통 일정은 '나만의 정원 만들기'다. 참가자들 각자가 다양한 식물로 작은 정원을 꾸미는 것이다. 자신의 취향에 맞게 식물을 배치하여 심고, 완성된 화분에 자신이 지은 이름을 붙인다. 화분에 정원을 만드는 과정은 어렵고 복잡한 계산을 필요로 하지 않는다. 단지 자신의 생각에 따라 판단하고 결정하기만 하면 된다. 이렇게 간단한 과정만으로도 참가자들의 통제력은 자신도 모르는 사이에 향상된다.

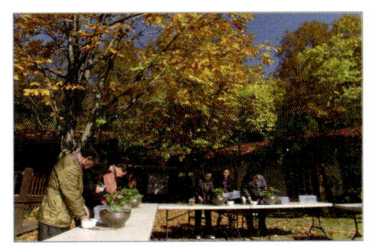

전문가 " 어려운 거 없으세요?

남성남 " 어려운 거는 없고요, 재미가 있고만요~

전문가 " (웃으며, 남성남 씨의 정원을 바라보며) 맘에 드세요?

남성남 " 네, 나름대로 개발한 건데 괜찮나요?

전문가 " 아주 좋은데요.

다음 일정은 '마사지 배우기'다. 참가자들은 2명씩 짝이 되어 건강 마사지를 배운다. 상대와의 자연스러운 스킨십은 물론, 자신의 몸에 관심도 가질 수 있는 기회다. 참가자들은 마사지를 통해 신체를 자극하며 자신과 상대의 건강상태에 대해 알아간다. 이는 자기 자신에 대한 관심은 물론, 함께 생활하는 다른 참가자들에 대한 관심도 불러일으킬 수 있다.

한명숙 " (오승룡 씨의 발을 조금 세게 누르듯 마사지하며) 안 아파요?

오승룡 " (고개를 가로저으며) 아니요. 아까 조금 그랬지, 지금은 괜찮아요.

전문가 " (발 마사지를 하고 있는 한명숙 씨와 오승룡 씨를 바라보며) 한명숙 씨, 정말 잘하시네요.

한명숙 " (조금 더 힘을 줘서 발을 누르고)

오승룡 " 이제, 아파요!

한명숙·오승룡 " (함께) 하하하.

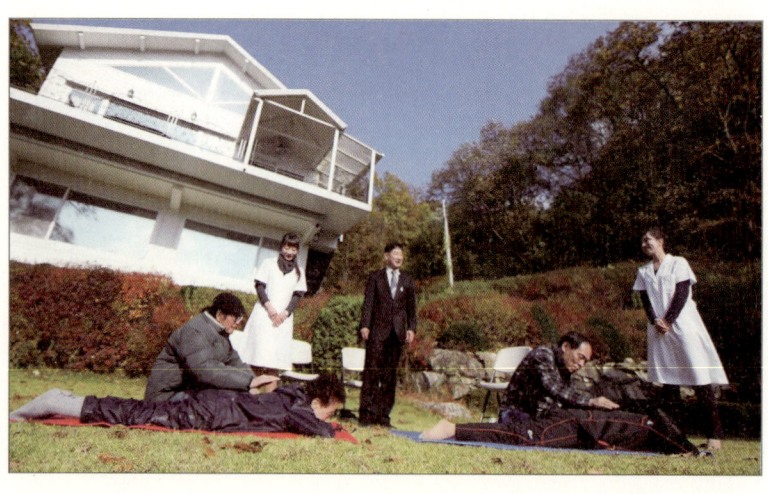

시간여행 셋째 날:
과거의 아쉬움을 해소하는 개별 일정

시간여행 셋째 날, 남성남 씨와 한명숙 씨를 위한 개별 일정이 진행될 예정이다.

더 이상 자신이 설 수 있는 코미디 무대가 없어 아쉬워하는 남성남 씨를 위한 특별한 외부 일정. 1982년은 그의 전성기였다. 당시처럼 후배들과 함께 콩트를 짜고, 관객들이 있는 무대에 서는 것. 30년 전으로 돌아온 그이기에 가능한 일이다. 남성남 씨는 후배들과 함께 '왔다리 갔다리' 춤을 주제로 무대를 준비했다. 몇 번이고 연습하며 호흡을 맞추고 무대에 선 그는, 관객과 호흡하며 완벽한 무대를 선보였다. 후배들 앞에서 진두지휘하는 남성남 씨는 자신감이 가득했으며, 진정한 프로의 모습을 보였다.

❝ 그렇게 돌잖아? 그러면 내가 딱 때린단 말이야. 이렇게 말이야. 알겠지?

후배들에게 자신의 코미디를 가르쳐주고, 관객들 앞에서 좋은 무대를 선보인 그는 무대를 완성했다는 기쁨이 가장 컸다. 이것은 앞으로 남은 시간여행 기간 동안, 아니 더 먼 훗날까지 남성남 씨에게 긍정적인 영향을 미칠 것이다.

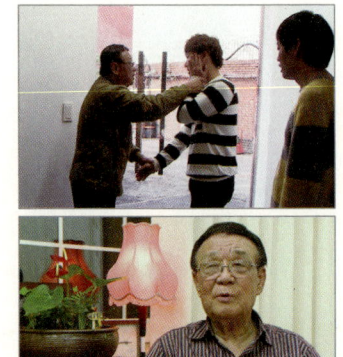

❝ 오래간만에 무대에 서서 이런 거(공연) 하잖아. 그러니까 젊은 층보다 나를 위해 박수를 보내주니까 너무나 좋고, 그 이상 뭐라고 말할 수가 없어. 진짜 기분 좋고. 내가 나이만 한 30대만 되면 다시 또 시작해서 해야 될 것 같고…. 이런 욕심이 생긴다고….

시간여행 전 이뤄진 사전 검사에서 계획성 및 체계화가 현저하게 떨어져 있었던 한명숙 씨. 다음 날 진행될 '남이섬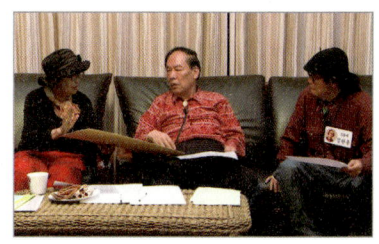
관광'의 일정 짜기가 개별 일정으로 그녀에게 주어졌다. 다른 참가자들의 의견을 수렴해서 관광 일정을 짜야 하는 쉽지 않은 일이다. 특히 계획성과 체계화 능력이 떨어져 있는 한명숙 씨에게는 더더욱 그럴 것이다. 지도를 보며 참가자들의 이야기를 듣고 하루 일정을 결정하는 데 걸린 시간은 40분.

> 남이섬 갤러리 여기저기 관광하는 거죠. 그런 걸 여기에서 정하고, 정한 대로 내가 이제 안내하면, 같이 움직인다는 얘기야. 그걸 내가 안내할게.

참가자들이 각자 자신이 원하는 것을 이야기할 때 한명숙 씨는 힘들어 보였지만, 상황을 곧잘 넘겼다. 모든 일정이 끝나고 방으로 돌아간 그녀는 완성된 관광 일정표를 몇 번이고 바라보며 만족해했다.

시간여행 셋째 날:
1982년으로 몰입하며 변화하는 참가자들

 1979년에 이뤄진 엘렌 랭어 교수의 최초 실험에서, 셋째 날이 되자 참가자들이 상황에 익숙해지면서 많은 변화를 보였다고 했다. 그런데, 놀랍게도 '2012년 한국판 시계 거꾸로 돌리기 실험'에서도 참가자들이 같은 모습을 보였다. 참가자들은 둘째 날과는 비교할 수도 없을 만큼 1982년에 몰입했고, 많은 변화를 보였다.
 둘째 날 아침, 하연남 씨의 방을 찾아간 김한용 씨는 의사소통이 전혀 이뤄지지 않았다. 청력이 떨어진 것도 사실이지만, 잘 들리지 않는 것에 대해서는 들으려 하지 않는 성향도 한몫했다. 이전까지 김한용 씨는 다른 참가자와의 대화에 끼어들지 않았다. 그런데 셋

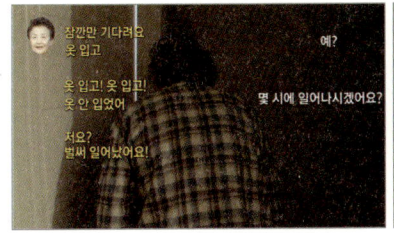 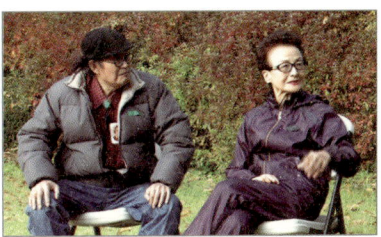

■ 하연남 씨와 의사소통이 이뤄지지 않던 김한용 씨(왼쪽)가 하루 만에 대화에 참여하고 있다(오른쪽).

째 날, 저녁식사 메뉴를 정할 때 그는 다른 참가자들의 이야기를 들으며 자신의 의견을 이야기했다. 타인의 이야기를 집중해서 들으려 노력하고, 대화에 참여하고자 하는 노력의 결과였다.

다친 오른손에 심한 콤플렉스를 가지고 있어, 매 일정 참여에 대해 소극적인 모습을 보이던 하연남 씨에게 한명숙 씨는 긍정적인 응원으로 힘을 실어줬다. 건강 마사지를 배우다가 다친 손 때문에 갑자기 화를 내는 하연남 씨. 그러자 한명숙 씨는 잠시의 망설임도 없이 애교 섞인 말투로 말했다.

하연남 〝 나 자꾸 이거 오른손을 보이려고 하니까 화가 나.
한명숙 〝 거기에는 신경 쓰지 마세요~

그러자 하연남 씨는 적극적인 모습을 보이며 참가자들이 스스로 준비해야 할 저녁 메뉴 중 나물을 직접 무치겠다고 했다. 두 손을 써야 하는 과제를 수행할 때면 어김없이 다친 오른손을 이유로 무조건 도움을 요청하던 그녀였는데, 나물을 직접 무치겠다는 말은 큰 변화였다.

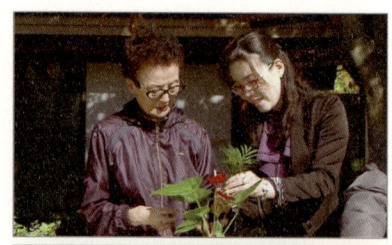

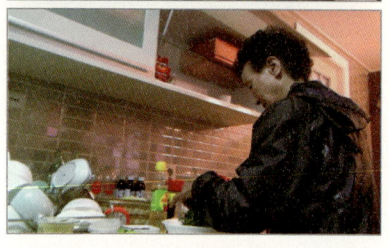

두 손을 써야 하는 일에는 무조건 도움을 요청하던 하연남 씨(위)가 직접 나물을 무치고 있다(아래).

이렇게 자신의 틀에서 한 걸음씩 나오는 그녀를 보며 앞으로 더욱 많은 변화가 가능하지 않을까 기대가 됐다.

시간여행 셋째 날은 지팡이를 놓고 걷는 등 가시적으로 가장 큰 변화를 보인 한명숙 씨를 비롯해 모든 참가자들의 변화가 두드러진 하루였다. 우리가 일명 '젊어졌다'고 말하는 변화들이다. 타인의 이야기를 듣고 자신의 의견을 말하는 데 어려움이 없는 '원활한 의사소통', '지팡이 없이 걷는 걸음' 등. 우리는 흔히 나이가 들면, 잘 듣지 못하니 의사소통이 어려운 것이 당연하고, 지팡이에 몸을 의지하는 것은 어쩔 수 없는 노화의 모습이라 여긴다. 그러나 우리의 용감한 5명의 참가자들은 이러한 일반적인 노화 현상에 역행하고 있었다. 제작진이 참가자들에게 알려준 것은 단 두 가지다.

'자신과 상황에 의식을 집중하세요.'
'모든 것은 스스로 결정하고,
그에 맞게 행동하는 통제력을 발휘하세요.'

젊어지는 두 번째 조건:
통제력

　어떤 상황이나 의견에 대해 스스로 판단을 하고 그에 맞게 행동하는 힘을 '통제력(control)'이라 한다. 우리는 나이가 들수록 이 통제력이 약해진다. 이미 결정된 대로 따라가는 것이 더 쉽다고 생각하기 때문이다. 우리 주변에서 흔히 일어나는 상황을 생각해보자.
　오늘은 특별히 조부모를 포함한 3대가 함께 식사를 하기 위해 어느 멋진 식당에 왔다. 세련된 장소에 음악까지. 맛있는 식사가 기대되는데…. 과연, 뭘 먹어야 할까? 각자의 자리 앞에는 메뉴판이 놓여 있다. 메뉴판은 두껍고, 한글로 쓰여 있는 글씨지만 어렵기까지 하다. 이럴 때 조부모님이나 부모님은 어떤 음식을 선택할까?
　답은 간단하다. "난 잘 모르겠으니, 너희가 알아서 시켜라."
　간단한 일처럼 보이는 음식 선택. 그러나 이런 상황에서는 고려해야 할 것이 무척이나 많아 보인다. 이럴 때 노인들은 자신의 선택을 쉽게 양도한다.

이런 모습을 비단 식당에서만 볼 수 있는 것은 아니다. 가전제품이나 새로운 물건을 사용할 때도 쉽게 접할 수 있다. 노인들에게서 흔히 볼 수 있는 이러한 행동들은 그들의 의존성을 강화시킨다. 같은 상황이 반복되다 보면, 역으로 젊은이들은 노인들로부터 당연한 듯 선택권을 빼앗는다.

통제력은 단순히 보면, 노인들에게 선택권을 돌려주는 것이다. 자신이 생각하고 판단하여 상황과 여건에 맞게 모든 것을 선택하는 것. 통제력이 어떤 변화를 가능하게 할까?

엘렌 랭어 교수는 주디 로딘 교수와 함께 65~90세의 노인들이 거주하는 요양원에서 통제력이 가지고 있는 힘을 확인하는 실험을 진행했다. 실험은 두 그룹으로 나뉘어 진행됐다. 한 그룹의 노인들에게는 화초를 가꾸거나 영화를 관람하는 등 모든 서비스가 직원들의 통제하에 이루어질 것이라고 전달했다. 그리고 다른 그룹의 노인들에게는 화초를 스스로 선택하여 가꾸는 것이 노인들의 책임이라고 전하고, 영화를 관람하는 요일을 선택하도록 했다. 그러나 실제로는 두 그룹 모두에게 동일한 화초가 제공되었고, 똑같은 영화를 보여주었다. 따라서 두 그룹간의 차이는 '선택권이 있느냐, 없느냐'뿐이었다.

하지만 결과는 놀라웠다. 3주일 후 조사한 결과, 화초를 스스로 가꾸고 영화 관람일을 직접 선택한 노인들이 그렇지 못한 노인들보다 더 행복하다고 느꼈고, 보다 활동적으로 다른 사람들과 교류했다. 반면 선택권이 없었던 노인들은 3주라는 짧은 시간이었지만 건강이 쇠퇴하고 말았다. 6개월 후까지 실험을 진행하자 선택권이 있던 노인들의 사망률이 상대적으로 낮았다.

이렇게 자신이 한 선택은 행동을 부르고, 행동은 큰 변화를 만든다.

시간여행 넷째 날:
통제력, 그 놀라운 힘

 과연 통제력이 가진 힘은 무엇일까? 참가자들의 변화에 통제력이 영향을 미친 것일까? 참가자들은 셋째 날까지 생활수칙을 지켜가며 일정에 참여함으로써 의식의 집중과 통제력을 향상시켜왔다. 그렇다면, 참가자들로부터 통제력을 빼앗으면 어떻게 될까?

 시간여행 넷째 날, 어두컴컴한 새벽. 한 무리가 실험집으로 향한다. 1982년으로 꾸며진 실험집에 도착한 이들은 사전에 교육을 받은 봉사단이다. 이들은 참가자들을 2012년의 노인으로 대하며, 끊임없이 "무엇을 도와드릴까요?"라고 묻는다. 참가자들의 독립심을 흔들어 통제력을 빼앗기 위함이다.

한 명의 참가자에게 2명의 봉사단원이 배치된다. 그리고 참가자들에게 끊임없이 "○○을 도와드릴까요?"라고 묻는다. "이불 개는 것을 도와드릴까요?", "식사 준비하는 것을 도와드릴까요?", "옷 입는 것을 도와드릴까요?"와 같은 질문들을 쉴 틈 없이 할 것이다.

이때 참가자들은 봉사단원들의 도움을 받아들일까, 거부할까? 봉사단원들의 도움을 받아들인다는 것은 지금까지 자신이 스스로 결정하고 행동한 통제력을 잃게 된다는 것을 의미한다. 과연 참가 중 몇 명이나 봉사단의 맹목적인 도움을 받아들일까?

오전 7시 전후로 참가자들은 한두 명씩 잠자리에서 일어나기 시작했다. 먼저, 참가자들에게 양해를 구하고 봉사단원 2명이 방으로 들어갔다. 1층 오승룡 씨의 방을 찾은 2명의 봉사단원. 그는 처음부터 모든 도움을 거부했다.

> 자원봉사 왔다고? 도와줄 일이 별로 없는데…. 나는 친구가 필요한 나이지, 도움이 필요한 나이는 아니야.

이렇게 말하며, 이불 개는 것부터 방 청소까지 모든 것을 스스로 했다.

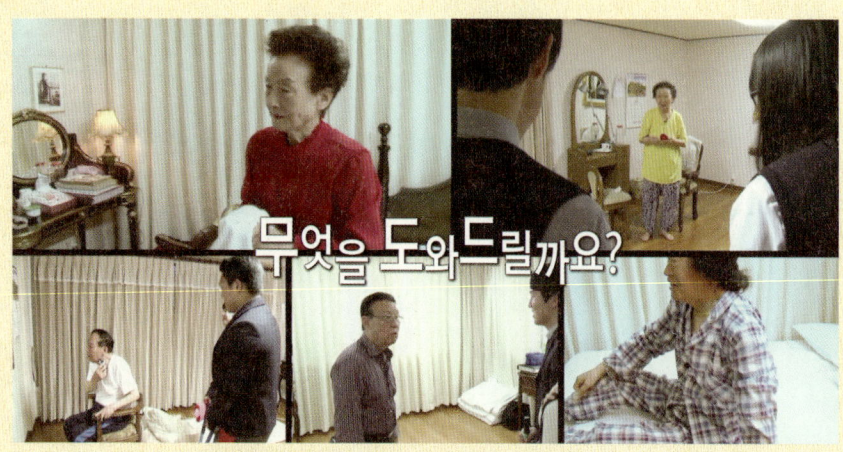

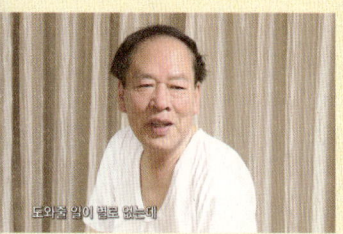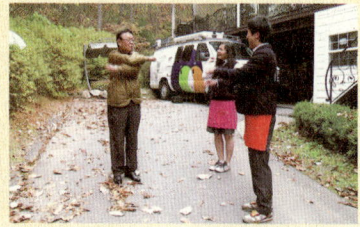

◀ 봉사단원의 도움을 받아들이지 않는 오승룡 씨와 남성남 씨.

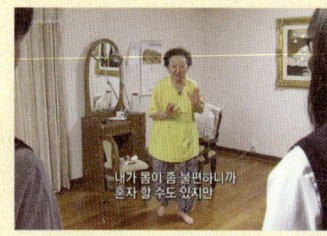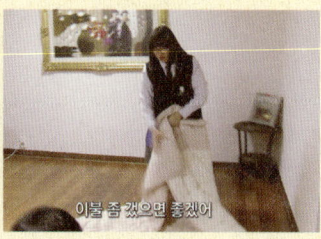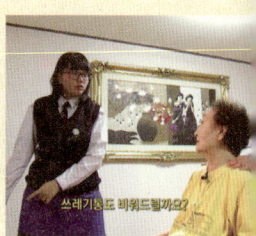

◀ 봉사단원의 도움을 적극적으로 받아들이는 한명숙 씨.

오승룡 씨와 비슷한 모습을 보인 또 다른 참가자, 3층의 남성남 씨다. 2명의 봉사단원이 방으로 들어가자 남성남 씨는 그들을 반갑게 맞이하고는 함께 집 밖으로 나왔다. 그리고 봉사단원들과 함께 그만의 아침 체조를 시작했다. 봉사단원들에게 체조 동작을 알려주며 따라 하도록 유도하기도 했다. 매일 아침 그가 해오던 모습 그대로다.

체조를 마친 남성남 씨는 개에게 밥을 주는 것도 잊지 않았다. 봉사단원들이 도움이 필요한지 묻자, 남성남 씨는 자신이 할 수 있다며 함께하는 것을 제안했다.

오승룡 씨와 남성남 씨를 제외한 3명의 참가자들은 모두 봉사단원의 도움을 적극적으로 받아들였다. 특히 한명숙 씨의 경우 이불개기, 청소하기, 마실 물 가져오기, 옷 입기 등 거의 모든 것에 도움을 받았다. 어제까지만 해도 모두 자신이 직접 한 일이지만, 오늘만큼은 봉사단원들에게 의지하고 있다.

> **한명숙** 내가 몸이 좀 불편하니까 혼자 할 수도 있지만 이불 좀 갰으면 좋겠어.
>
> **봉사단원** 쓰레기통도 비워드릴까요?
>
> **한명숙** 글쎄, 비워야 되겠지?

그러자 한명숙 씨에게 변화가 나타나기 시작했다. 어제까지만 해도 지팡이를 짚지 않고 오르내릴 수 있었던 계단을, 오늘은 지팡이에 봉사단원의 부축까지 받으며 오르기 시작했다.

이런 변화는 한명숙 씨에게만 일어난 것이 아니었다. 봉사단원들의 도움을 받아들인 또 다른 참가자인 김한용 씨와 하연남 씨에게도 나타났다. 봉사단원들의 부축을 받으며 계단을 내려오는 참가자들. 어제의 같은 시간과 비교했을 때, 현저히 달라졌다.

참가자들은 봉사단원들의 등장이 반가웠던 것일까? 이들이 나타나자 대부분의 참가자들은 마치 생활수칙을 잊어버린 것만 같았다. 특히 스스로 차려야 하는 아침식사 시간에는 더욱 그랬다. 모든 참가자가 자리를 지키고 앉아, 봉사단원들의 도움을 그대로 받아들였다. 그렇게 (참가자들이 느끼기에는) 평온한 아침식사 시간이 지나고, 텔레비전 뉴스 시청 시간이 되자 또 다른 변화를 관찰할 수 있었다.

실험집에서 생활하면서 단 한 번도 아침뉴스 시청 시간에 늦지 않았던 오승룡 씨. 일정에 대한 그의 집중은 놀라웠다. 그런데, 오늘은 달랐다. 1층에서 봉사단원들과 함께 놀이를 즐기던 오승룡 씨는 시간에 집중하지 못했고, 결국 아침뉴스 시청 시간에 늦었다.

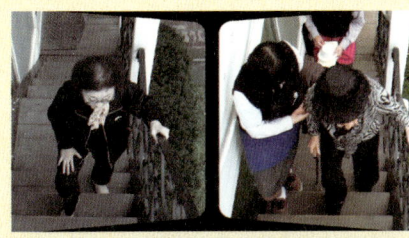

◀ 지팡이 없이 걷는 놀라운 변화를 보여준 한명숙 씨가 지팡이를 짚고 봉사단원들의 부축을 받으며 계단을 오르고 있다.

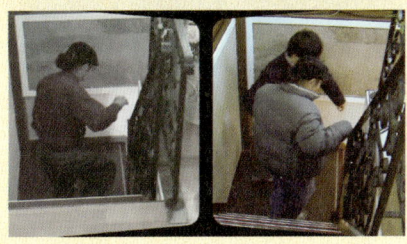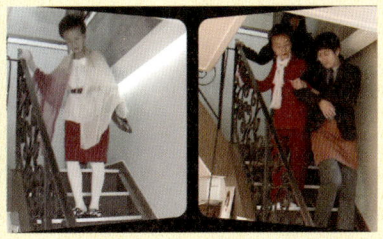

◀ 봉사단원의 도움을 받아들인 김한용 씨(왼쪽)와 하연남 씨(오른쪽)도 부축을 받으며 계단을 내려오고 있다.

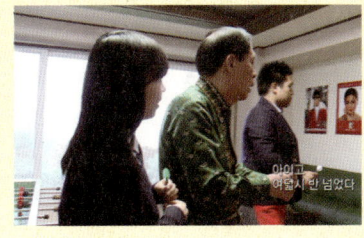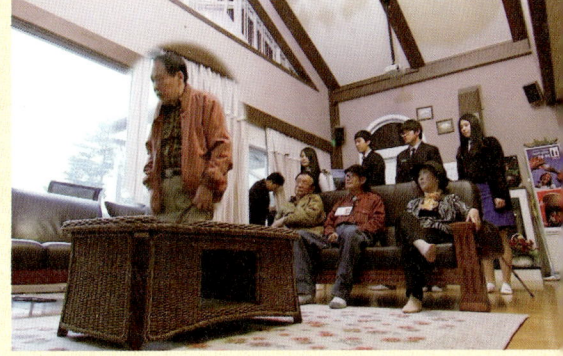

◀ 봉사단원들과 놀이를 하다가 뉴스 시청 시간에 늦은 오승룡 씨.

오승룡 (봉사단원들과 1층 공동 공간에서 다트 놀이를 하다가) 가만 있어봐. 뉴스 볼 시간이 됐지? (손목시계를 보며) 아이고, 여덟시 반 넘었다. 내려가야겠다.

봉사단원 내려가세요?

오승룡 (정신없이 왔다갔다 움직이며) 아, 올라가야지.

봉사단원들의 도움을 맹목적으로 받아들인 참가자들은 점점 2012년 노인의 모습으로 돌아가고 있었다. 참가자들이 봉사단원의 도움을 받아들인 것이 문제는 아니다. 자신에게 필요하지 않은 도움을 별다른 생각 없이 받아들인 것이 문제다. 별생각 없이 도움을 받아들인 결과는 참가자들이 혼자서 계단을 오르내리기도 힘들다고 느낄 정도의 신체 변화를 가져온 것이다. 이렇게 참가자들이 다시 노인의 모습으로 돌아가기까지는 불과 3시간도 걸리지 않았다.

시간여행 넷째 날:
다시, 의식의 집중을 통한 통제력 상승

봉사단원들이 모두 떠나고, 참가자들은 집 안 곳곳에 놓여 있는 김한용 씨가 찍은 포스터 앞으로 모여들기 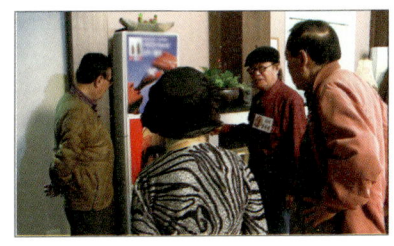 시작했다. 김한용 씨는 1982년 이전의 상황을 상기하며 자신이 찍은 포스터를 설명하기 바빴다. 이렇게 참가자들은 다시 1982년으로 자연스럽게 몰입하기 시작했다.

오승룡 〝 (김한용 씨가 찍었던 화장품 포스터 속의 여자 주인공을 손으로 가리키며) 여기, 이름이 뭐야?

김한용 " 이경진이, 한국 화장품.

오승룡 " (포스터 속 여자 주인공을 바라보다가 고개를 갸웃하고) 이경진이? 아닌데.

남성남 " (손을 저으며) 이경진이? 아니에요~

김한용 " (크게 웃으며 손바닥을 탁 치고는) 이혜숙이야, 이혜숙이!

시간여행 넷째 날 오전 10시. 하연남 씨의 개별 일정이자 참가자들의 공통 일정으로 준비된 연기 연습 시간이다. 연기 연습 시간 동안 하연남 씨는 감독과 배우 두 가지 역할을 동시에 수행해야 한다. 그녀의 짧은 배우 인생에 대한 아쉬움을 해소하고, 감독의 역할을 통해 통제력을 향상시키기 위해 준비된 시간이다. 지금까지 단 한 번도 예정된 시간을 제대로 지키지 않은 하연남 씨. 과연, 하연남 씨가 10시라는 시간을 잘 지킬 수 있을까?

괘종시계가 10시를 알리고. 기다렸다는 듯이 하연남 씨가 계단을 내려와 2층 거실로 들어섰다. 하연남 씨는 이곳에서 생활한 지 4일 만에 처음으로 일정에 늦지 않았다. 약속 시간을 잘 지켰던 30년 전처럼, 시간에 집중하기 시작한 것이다.

감독이자 배우의 역할을 수행해야 하는 하연남 씨는 다른 참가자들에게 미리 준비된 대본을 한 권씩 나눠주고는 곧 역할을 나누어 연습을 주도하기 시작했다. 그런데 연습은 단번에 이뤄지지 않았다. 특히, 생전처음 연극 대본을 받아본 김한용 씨는 자신의 순서를 찾기도 어려워 보였다. 자꾸만 자신의 순서를 놓치는 그를 위해 몇 번이고 같은 부분의 연습이 이어졌다. 그러자 이런 상황이 답답했던 오승룡 씨는 목소리를 키우고 나서기 시작했다.

오승룡 (대본을 탁탁 치며) 처음부터 다시 하겠습니다. 읽을게요. '오늘도 아버지는 열심히 사진 촬영 중이다. 오늘은 코미디언 유명한 씨를 모델로 한 생수 광고 촬영이다.'

김한용 (대본을 뒤적거리며, 잠시 머뭇거리다가) '그래서 어디 돈 내고 물 사먹겠어?'

오승룡 (화가 나서 대본을 덮으며) 아니죠, 아니죠. (하연남 씨의 대본을 흘낏 보며 큰소리로) 연출자가 그런 걸 지적해주셔야지. 지금 뭘 보고 계세요, 지금?

감독의 역할이 하연남 씨에서 오승룡 씨로 옮겨간 듯한 상황이

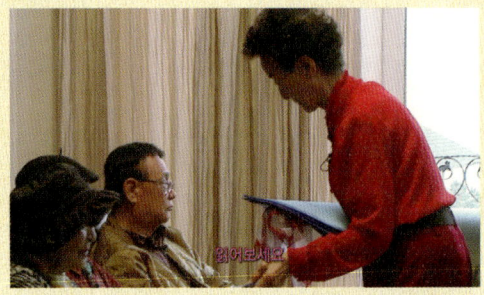

◀ 하연남 씨의 주도로 연기 연습이 시작되었다.

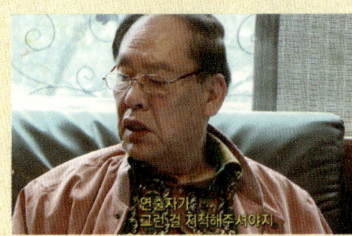 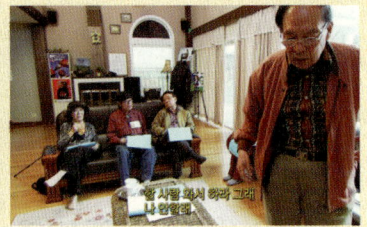

◀ 반복되는 실수에 화가 난 오승룡 씨가 목소리를 키우고 나선다.

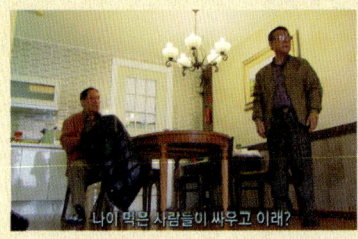 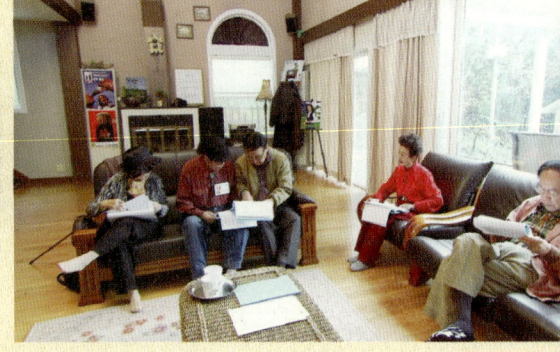

◀ 남성남 씨의 중재로 참가자들은 연기 연습을 성공적으로 마쳤다.

이어졌다. 웃음기가 사라진 참가자들 사이에는 왠지 모를 긴장감이 느껴졌다. 김한용 씨 옆에 앉은 남성남 씨가 그의 순서에 맞춰 대사를 알려줬지만, 대본이 익숙하지 않은 김한용 씨에게는 보고 읽는 것도 쉽지 않은 일이다. 자신의 뜻대로 되지 않는 연습이 답답하기만 한 오승룡 씨는 결국 화를 내며 일어나버렸다.

갑작스런 그의 행동에 제작진은 물론 다른 참가자들 또한 어안이 벙벙했다. 연습을 계속 이어가기 위해 하연남 씨는 오승룡 씨를 설득하기 시작했다. 그러나 오승룡 씨는 완강하게 불만을 토로했다.

> 할 사람 와서 하라 그래. 나 안 할래. 이게 무슨 장난이야, 애들 장난이야, 뭐야 이거? 이 사람들하고 같이 대본을 보고 연기하는 건, 처음부터 할 수 없는 일이었어!

일순간에 모든 참가자들은 얼음이 되었다. 이 상황이 좀 더 길게 이어지면, 남은 시간여행에도 차질이 생길 것 같았다.

그러던 중 남성남 씨가 제작진에게 다가왔다. 그리고 "내가 쇼를 한번 해야겠네"라며 작은 목소리로 말했다. 그리고는 오승룡 씨보다 더욱 큰소리로 화내는 연기를 시작했다.

> 젊은 사람 보기도 안 미안해, 거! 카메라가 이렇게 있는데. 왜 나이 먹은 사람들끼리 싸우고 이래?

갑작스러운 남성남 씨의 태도에 오승룡 씨도 당황한 듯했다. 그리고는 이내 목소리를 낮추고 멋쩍은 듯이 웃으며 자신의 자리로 돌아가 앉았다. 하연남 씨도 목소리를 낮추고 다시 연습을 시작하려고 하자, 다른 참가자들이 아까보다 더욱 적극적으로 나섰다. 살얼음판 같았던 순간이 참가자들의 노력으로 무사히 지나가고, 이들의 연기 연습도 매우 성공적이었다.

이번 연기 연습은 누가 얼마나 대사를 잘 외워 연기를 하는지가 중요한 것이 아니다. 30년 전에 참가자들이 그랬던 것처럼, 다른 사람과 호흡을 맞추며 대본 읽기 연습을 끝내는 데 의의가 있는 것이다. 이를 통해 참가자들은 스스로 할 수 있다는 자신감이 상승되고, 이는 곧 그들의 행복정서를 자극하는 요소로 작용되기 때문이다. 그래서 제작진은 참가자들에게 대사를 외우라거나 실제처럼 연기해야 한다는 등의 요구는 하지 않았다.

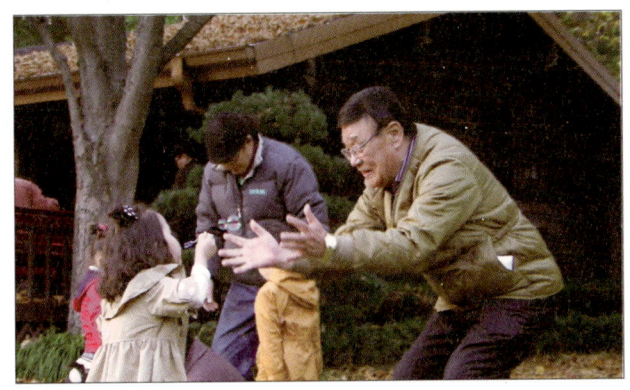

　연기 연습을 마치고 참가자들은 4~5세 5명의 아이들과 함께 놀이도 하고 저녁식사를 했다. 누군가로부터 챙김을 받는 것에 익숙했던 참가자들이 이번에는 누군가를 챙겨주는 역할을 해야 하는 것이다. 오승룡 씨는 아이들을 위해 미리 과자를 준비하고, 남성남 씨는 특유의 위트로 아이들과 즐거운 시간을 보냈다. 이 시간은 참가자들 자신이 할 수 있는 또 다른 것을 확인할 수 있는 기회가 되었다.

시간여행 넷째 날:
30년을 오가며 다시 젊어진 참가자들

　시간여행 넷째 날은 참가자들이 매우 다양한 변화를 겪은 하루였다. 이른 아침에는 생활수칙에 어긋나는 행동을 제안하는 봉사단원들과 맞서야 했고, 늦은 오전에는 냉랭한 분위기 속에 불편함을 감수해야 했다.

　이른 아침에 만난 봉사단원들의 행동은 젊은이들이 노인들을 대하는 보편적인 태도를 대변한다. 오히려 실제의 젊은이들은 봉사단원들보다 높은 강도로, 노인들의 의사와는 상관없이 좀 더 적극적으로 그들을 돕는다. 그러나 이러한 행동은 노인들이 스스로 할 수 있는 일조차 빼앗아 노인들을 퇴보하게 만들기 일쑤다. 봉사단원들의 도움을 적극적으로 받아들인 참가자들은 전날과는 달리 계단을 오르내리기 위해 부축을 받아야만 했고, 정해진 시간에 늦기도 했다. 우리가 가지고 있는 보편적인 노인 이미지에 부합하는 모습으로 되돌아간 것이다. 실험집의 참가자들은 단지 2012년의 자신들이 그랬던 것처럼, 나이 든 사람이라면 받아도 된다고 생각하는 지나치게 친절한 도움을 받아들인 것뿐인데 말이다.

이렇게 변해버린 참가자들을 다시 1982년에 의식을 집중하고 통제력을 발휘할 수 있도록 하였더니, 오후부터는 다시 지팡이 없이 계단을 오르내리고 정해진 일정에도 늦지 않았다. 의식의 집중과 통제력이 가진 놀라운 힘을 다시 한 번 확인해볼 수 있었던 기회였다.

감독과 배우라는 두 가지 역할을 수행해야 했던 하연남 씨. 그녀는 자신이 맡은 역할에 최선을 다하기 위해 애썼다. 자신의 불편한 감정을 표현하다가도 다른 참가자에게 눈을 돌려 챙기기도 하고, 연습을 진행하면서는 감독으로서 타인에게 칭찬도 아끼지 않았다. 시간과 상황, 역할 등에 대한 의식의 집중을 통해 다양한 모습으로 통제력을 발휘하기 시작한 것이다.

한명숙 (대본을 보다가 주위를 두리번거리며) 딸이 없다니까, 여기.

하연남 (한명숙 씨 옆으로 다가가 한명숙 씨 부분을 가리키며) 여기, '놀라면서, 오빠 왜 그래~'라고 나오죠?

한명숙 (하연남 씨가 가리키는 부분을 보며) '오빠, 왜 그래 무슨 말이야?'

하연남 그렇죠. 아주 잘하셨어요.

이번 연기 연습은 김한용 씨에게도 매우 의미가 있다. 나이 90을 바라보는 김한용 씨가 아직도 가장 미안하게 생각하는 일은, 언제나 일 때문에 아내가 정성껏 차려준 따뜻한 밥상을 멀리했던 것이다.

지금도 제일 미안한 것이, 집에서 마누라가 밥을 따뜻하게 만들어서 그걸 날 대접할라 그러는데, 나는 일이 있으면 일이 끝나야 먹어요. 항상 일이 중요하니까. 그래서 마누라가 차려준 밥을 따뜻하게 먹어보지 못한 것이, 아주 맘에 걸려요.

언제나 가슴 한구석에 얹혀 있다고 말하는 그의 미해결 과제를 해소해, 행복정서를 자극하고자 준비한 것이
이번 연극 대본이다. 김한용 씨는 대본을 읽고 옆 사람의 대사에 귀 기울이며 내용에 집중한 결과, 비록 많은 시간이 걸렸지만 자신의 이야기라는 것을 알아차리게 되었다. 그에게 연극 대본 속 아버지 역할을 직접 연기하게 함으로써 늘 가족들에게 가지고 있던 미안함을 해소할 수 있는 시간이 되도록 한 것이다.

-〈밥 한 숟가락〉 대본 中-

어머니: (조심스럽게) 저… 여보. 우리… 식사해요.

묵묵부답

어머니: (문을 두드리며) 아직 한 끼도 안 드셨잖아요. 그래서 저도 못 먹었어요. 우리 따끈한 밥에 찌개 한 숟갈 먹자고요. 어서요.

잠시 뒤 문이 열리고, 아버지가 나왔다.

어머니는 뛸 듯이 기뻐하며, 앞장서서 부엌으로 향한다.

밥이 차려져 있는 밥상 앞에 앉는 아버지.

아버지: (무뚝뚝하게) 왜 밥이 하나야? 당신은?

어머니: (밝은 목소리로) 아휴~ 저는 이따가 제가 알아서 먹을게요. 일단 앉기부터 하세요.

김한용 〞 (대본을 보다가 주변을 돌아보며, 이제야 알아차렸다는 듯이) 아, 그 얘길 갖다 썼구나. 내가 얘기한 거….

다른 참가자와 다툼이 있었던 오승룡 씨. 이런 그의 행동은 나이 드는 것에 대한 불안함, 즉 '노화공포증'이 원인이었다. 나이가 들면서 나타나는 행동들에 대한 거부감이 심한 그는 다른 참가자들이 자신의 순서에 집중하지 못하거나 글을 잘 읽지 못하는 행동을 보이면, 마치 자신의 미래를 보는 것 같아 불편하고 두려웠던 것이다. 연기 연습을 할 때 화를 참지 못한 오승룡 씨의 행동 이면에는 노화의 불안감이 숨어 있었던 것이다. 정신건강의학과 임원정 교수는 오승룡 씨의 행동을 이렇게 분석했다.

〞 오승룡 선생님은 다른 네 분에 비해서 인지기능이 제일 좋

으시거든요. 그런데 인지기능이 자기보다 떨어지는 남들을 보시면 '아, 나도 사실 저 중의 하나인데…' 하는 마음이 들면서 '나도 남이 봤을 때는 저렇게 인지기능이 떨어져 보이는 게 아닐까'라는 무의식적인 걱정이 있으실 수 있거든요.

시간여행 넷째 날, 봉사단의 도움을 받아들인 참가자들은 2012년의 노인이 되었다가 다시 1982년의 중·장년으로 돌아왔다. 하루 사이에 30년의 시간을 오간 참가자들. 이 경험을 통해 참가자들은 생활수칙(첫째, 나는 현재 1982년에 와 있습니다. 둘째, 나는 1982년에 맞게 말하고 행동합니다. 셋째, 나는 모든 일을 스스로 합니다.)의 의미를 다시 한 번 생각해볼 수 있었다. 즉, 제작진의 강요에 의해서가 아니라, 자신의 변화를 통해 그 진정한 의미를 알아차릴 수 있게 된 것이다.

시간여행 다섯째 날:
남이섬에서 새로운 1982년의 추억을 만들다

　시간여행 다섯째 날은 조금 특별한 일정이 준비되어 있다. 이틀 전 한명숙 씨의 개별 일정으로 진행되었던 '남이섬 관광 일정 짜기'에 맞춰 남이섬을 관광하는 날이다. 30년 전의 참가자들은 자신의 친구들과 함께 어딘가로 떠나는 것이 부담스러운 일은 아니었다. 그러나 2012년의 70~80대가 되어버린 이들이 또래 친구들과 함께 어딘가를 간다는 것은 그리 쉬운 일이 아닐 것이다. 그래서 1982년의 다섯째 날은 참가자들이 함께 남이섬 관광을 할 수 있도록 일정을 짰다. 관광 일정은 한명숙 씨가 다른 참가자들과 함께 정한 일정대로 진행되었다.

실험집을 떠나 남이섬으로 가는 버스 안에서부터 참가자들은 흥이 났다. 얼마 만에 이렇게 떠나는지 모르겠다는 말을 연거푸 하는 참가자들.

오승룡 66 남이섬에 오랜만에 가니까 기대가 되고. 많은 변화가 있을 것 같습니다.

하연남 66 너무 좋지!

한명숙 66 얼마 만인지 몰라. 너무 좋다~

그들의 모습을 보는 것만으로도 즐거움이 느껴졌다. 남이섬에 도착하자 여기저기서 참가자들을 알아보는 소리가 들렸고, 참가자들은 그들의 관심을 반갑게 받아들였다. 남이섬에서 박물관을 견학하고, 천연 비누 만들기 등의 체험을 하면서 참가자들은 자신들만의 1982년의 추억을 만들어갔다.

1982년에 왕성하게 활동하던 사진작가, 김한용 씨. 이곳에서 그의 개별 일정이 진행됐다. 당시 사용하던 카메라로 '참가자들의 기념 사진'을 촬영하는 것이다. 제작진은 개별 일정을 진행하는 동안 김한용 씨가 30년 전 왕성하게 일을 하던 스스로의 모습을 되짚으

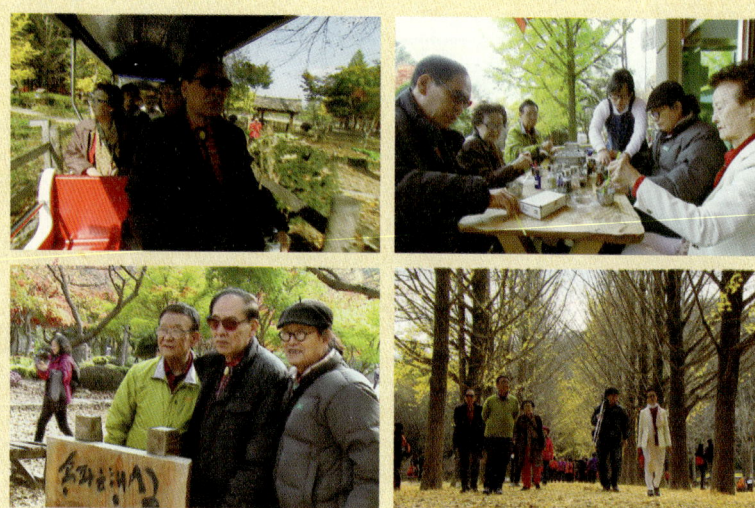

■ 한명숙 씨의 주도하에 예정된 모든 일정대로 남이섬 관광을 마쳤다.

■ 왕성하게 활동했던 30년 전을 되새기며 개별 일정을 진행한 김한용 씨.

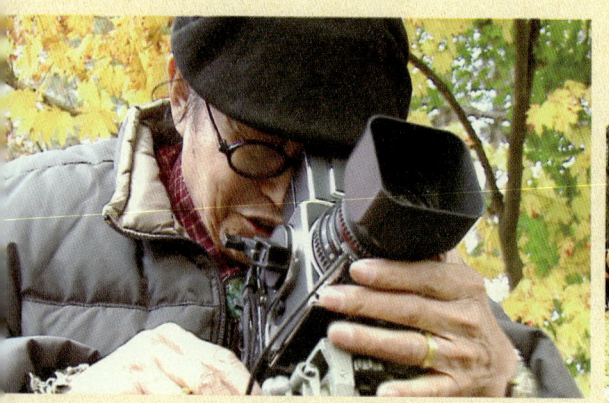

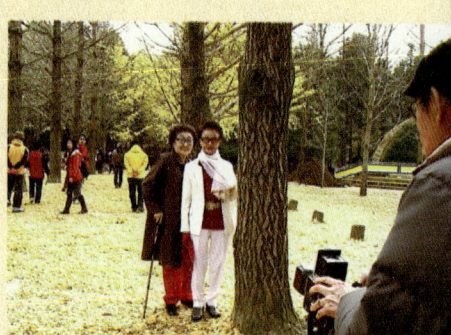

며 통제력을 발휘해 다시 한 번 멋진 사진을 완성할 수 있으리라 기대했다. 김한용 씨는 이곳저곳에서 사진을 찍느라 바빴고, 과거와 같지 않은 자신의 모습에 안타까워하기도 했지만 다시 한 번 할 수 있다는 자신감을 얻었을 것이다.

> 오늘 관광을 했으니까 또 좋았잖아요. 그리고 사진이야 내가 매일 찍는 거니까, 뭐 그건 보통이고. 하하하. 그런데 예전처럼 안 되니까…. 그게 아쉬운 거지, 뭐~

반나절 정도의 남이섬 관광 후 다시 실험집으로 돌아온 참가자들. 남이섬에서의 들뜬 여운이 금세 사라지는 게 아쉬운 듯, 다음 일정 전까지 주어진 서너 시간의 자유시간 동안 신나는 음악을 틀고 춤을 추기 시작했다. 시간여행 둘째 날의 자유시간에 낮잠을 자던 모습과는 대단히 대조적이었다. 한명숙 씨는 더 이상 지팡이를 짚지 않았고, 이제는 1982년에 푹 빠진 듯한 김한용 씨와 하연남 씨의 모습도 인상적이었다.

젊어지는 세 번째 조건:
행복감

'2012년 한국판 시계 거꾸로 돌리기 실험'에서 새롭게 추가된 요소, 행복감. 1979년 엘렌 랭어 교수의 〈시계 거꾸로 돌리기 연구〉가 '의식의 집중'과 '통제력'에 초점을 맞춰 가능성의 심리학을 실현한 것이라면, 〈황혼의 반란〉 제작진은 앞의 두 가지 요소는 물론 '행복감'을 포함하여 가능성의 심리학을 실현하고자 했다. 행복감은 참가자들이 느끼는 긍정적인 정서로, 신체 및 정신에 매우 긍정적인 영향을 미치는 요소다. 이미 많은 연구에서 행복이 미치는 영향을 볼 수 있다.

2012년의 노인이라면 어려웠을 남이섬 관광. 그러나 1982년의 40~50대로 돌아온 참가자들은 남이섬에서의 하루를 무척 즐거워했다. 뿐만 아니라, 시간여행 기간 중 그 어느 때보다 여유롭게 즐기는 모습이었다. 그래서인지,

관광하는 하루 동안 참가자들의 얼굴에서 웃음이 떠나는 순간이 거의 없었다. 타인보다는 자신에게 관심을 가져주기 바라던 하연남 씨는 자신보다 어린 한명숙 씨를 챙겼고, 삶에 대한 체계화와 구체화 능력이 떨어져 남이섬 관광 일정을 잘 소화해낼 수 있을까 의구심이 들었던 한명숙 씨는 리더 역할을 잘 해냈다. 또 김한용 씨는 자신에게 주어진 개별 일정을 잘 소화해내기 위해 집중하며 최선을 다했고, 남성남 씨와 오승룡 씨는 함께 분위기를 즐겼다.

이런 관광이 참가자들의 변화에 어떤 도움이 되겠냐고 물을 수 있겠다. 그러나 중요한 것은 어떤 관광이냐가 아니라, 참가자들이 어떤 감정을 느꼈느냐다. 이때 중요한 것이 바로 '행복'인데, 행복은 '주관적 안녕감(subjective well-being)'을 말한다. 주관적 안녕감은 직장, 건강, 인간관계 등 삶의 주요 영역에 대해 스스로 내리는 평가나 삶에 대한 만족도를 반영한다. 따라서 기쁨이나 몰입 등도 행복에 포함된다. 어떠한 형태의 행복이건 '행복감'이 가진 힘은 실제로 대단하다.

카네기멜론 대학교의 셸던 코언 교수팀은 한 호텔에서 참가자들을 감기 바이러스에 노출시키는 실험을 실시했다. 참가자들은 기분을 체크하는 테스트를 받은 뒤 감기 바이러스에 노출되었는데, 실험 전 행복감을 더 많이 느낀 사람들이 콧물도 덜 나고 코막힘과 재채기 증상도 심하지 않았다. 이렇게 우리가 느끼는 행복감은 건강에도 영향을 미친다. 그래서 1982년으로 돌아온 5명의 참가자들이 남이섬 관광을 하는 동안 새로운 추억을 만들고 그 안에서 충분한 행복을 느꼈다면, 이것은 그들에게 또 다른 변화를 일으키는 매우 중요한 요소로 작용하게 되는 것이다.

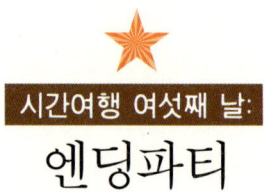
시간여행 여섯째 날:
엔딩파티

시간여행의 여섯째 날. 1982년의 마지막 밤을 위해 참가자들은 아침부터 상차림 팀과 공연 팀으로 나눠 파티 준비를 한다. 이곳의 생활수칙에 따라 참가자들은 마지막 파티도 직접 준비해야 한다. 김한용, 하연남, 오승룡 씨로 구성된 상차림 팀은 파티 때 먹을 음식을 결정하고, 파티 장소를 꾸며야 한다. 상차림 팀에게는 짐을 들고 옮겨주는 등의 일을 도와줄 조력자들이 함께한다. 한명숙 씨와 남성남 씨로 구성된 공연 팀은 그들의 조력자인 이미테이션 가수와 함께 공연을 구성해야 한다. 어떤 노래를 부르고, 무슨 콩트를 하며, 어떤 순서로 진행할지까지 모두 자신들이 결정해야 한다.

오후가 되자 상차림 팀은 장을 보러 인근 시장으로 향했다. 음식은 바비큐로 결정하고, 이에 필요한 고기와 채소를 비롯해 장소를 꾸밀 풍선 등을 직접 샀다. 공연 팀은 선곡한 노래의 가사를 상기하며 연습하기 시작했다. 듀엣으로 할지, 솔로로 할지, 키는 맞는지 등을 꼼꼼히 체크했다. 이를 지켜보던 제작진은 참가자들의 주도적인 모습에 감탄을 금치 못했다. 처음에는 할 수 없다며 도와달라는 말을 스스럼없이 하던 이들이 지금은 본인들이 척척 해내고 있는 것이다.

파티 준비를 마친 참가자들은 본격적으로 파티를 시작하기 전에 콘셉트에 맞게 의상을 고르고 메이크업을 한다. 의상과 메이크업을 담당해주는 전문가가 있지만, 선택은 반드시 참가자들이 해야 한다. 각자의 특성에 맞게 옷을 고르고 메이크업을 한 참가자들은 직접 고기도 굽고, 음악을 선곡해 틀며 파티가 시작됐음을 알렸다. 상차림 팀이 준비한 음식으로 가득한 상은 보기만 해도 침이 넘어갈 정도로 풍성했으며, 풍선과 리본 등으로 꾸민 장소는 여느 무대가 부럽지 않을 정도였다. 공연 팀의 진행에 따라 파티는 무르익었다. 노래도 솔로부터 듀엣까지 다양했으며, 콩트에다 흥겨운 댄스까지 이어졌다.

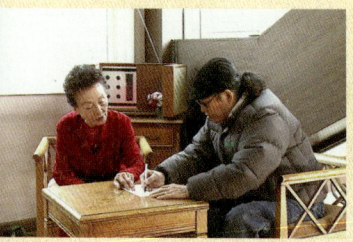 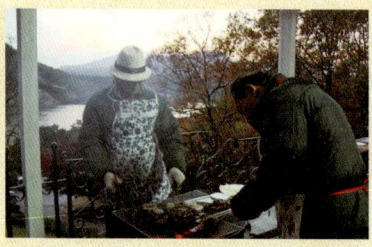 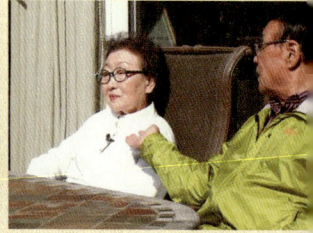

■ 상차림 팀(왼쪽, 가운데)과 공연 팀(오른쪽)으로 나뉘어 직접 파티 준비를 하는 참가자들.

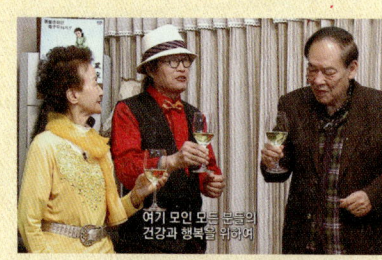 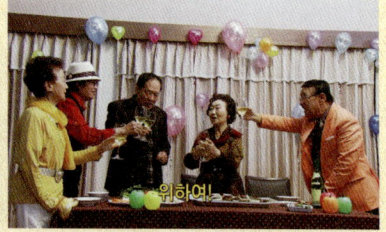

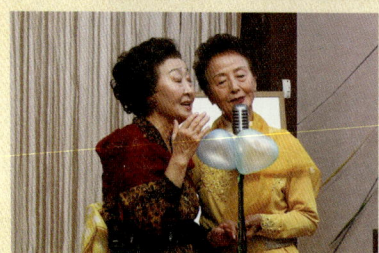 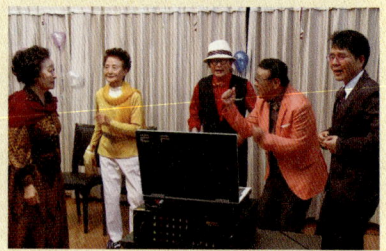

■ 참가자들이 스스로 준비한 파티를 즐기고 있다.

참가자들과 함께한 일주일간의 시간여행이 막바지에 다다르자 제작진도 만감이 교차했다. 매일 '새벽 5시 기상, 참가자들의 동태 확인 및 일정 정리, 참가자들과 함께 일정 수행, 참가자들 취침 후 제작진 전체 회의'. 이렇게 제작진의 하루가 마무리되는 시간은 새벽 1~2시. 하루 평균 3시간 정도의 잠을 자며 참가자들과 함께한 일주일이 아쉽기만 했다.

참가자들이 구성한 파티에는 제작진 대표의 깜짝 노래 코너도 포함되어 있었다. 이에 제작진은 1982년 이전의 노래를 선곡해 부르며 참가자들과 함께한 시간들을 되짚어보았다.

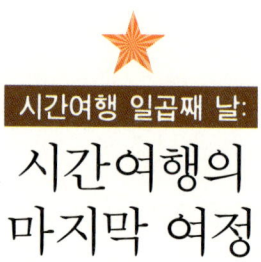

시간여행 일곱째 날:
시간여행의 마지막 여정

시간여행의 마지막 날 아침이 밝았다. 스스로 챙긴 아침식사를 마친 참가자들은 각자 방으로 돌아가 자신의 짐가방을 싸야 한다. 다시 2012년으로 돌아갈 준비를 하는 것이다. 각자의 방에서 짐을 싼 참가자들은 자신의 짐을 가지고 실험집 밖으로 나온다. 준비된 차까지 짐을 옮긴 이들. 이제는 무엇이든 스스로 하는 것이 익숙한 가 보다.

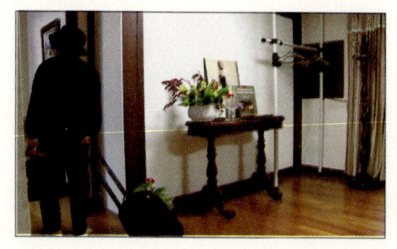

참가자들이 2012년의 일상으로 돌아가기 전, 다시 한 번 건강검진을 비롯한 신

체 및 정신 기능 검사를 받게 된다. 몇몇 참가자들은 스스로 자신이 변했다고 느끼는데, 실제로 그들의 변화가 과학적으로 검증될 수 있을까?

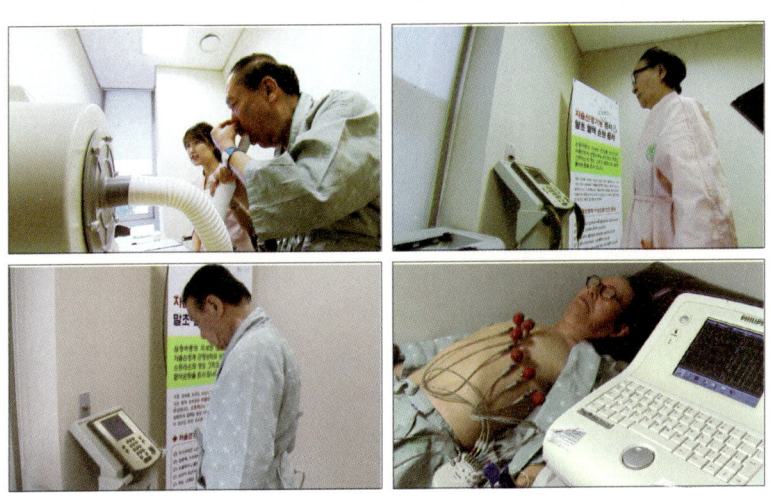

+ Plus page

1979년에 최초로 시행된 〈시계 거꾸로 돌리기 연구〉의 핵심은 '의식의 집중', '통제력'을 통해 젊은 시절, 즉 내가 되고 싶은 모습과 좀 더 가까워질 수 있는 가능성의 심리학을 실현시키는 과정이었다. 그러나 '2012년 한국판 시계 거꾸로 돌리기 실험'에는 의식의 집중과 통제력의 두 가지 요소에 '행복감'이 추가되었다. 의식의 집중과 통제력이 아무리 효과 좋은 방법이라도 이것이 참가자들을 힘들게 하는 스트레스로 작용된다면, 오히려 역효과가 될 것이라는 전문가의 의견을 따른 것이다.

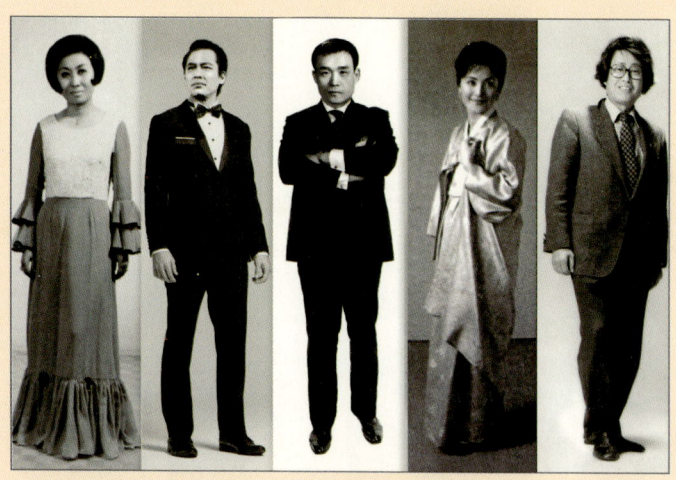

자신의 전성기를 그리워하고 그때를 생각만 해도 입가에 미소가 도는 참가자들을 위해 〈황혼의 반란〉 제작진은 그들이 최대한 전성기를 회상할 수 있도록 했다. 이것이 의식의 집중을 가능하게 했으며, 동시에

통제력과 행복감을 상승하게 한 요인이었다.

일상생활 속에서 모든 것을 과거에 맞춰 말하고 행동하는 것은 사실상 쉽지 않은 일이다. 그렇다면, 이렇게 해보는 것은 어떨까? 눈에 가장 잘 띄는 장소에 자신이 제일 좋아하는 젊은 시절의 사진이나 물건을 놓아두고, 그것을 볼 때마다 당시의 기분을 상기해보는 것이다. 그것만으로도 하루가 달라질 것이다. 그리고 우리는 알고 있다. 달라진 하루는 우리가 꿈꾸는 미래의 첫 번째 날이라는 것을 말이다.

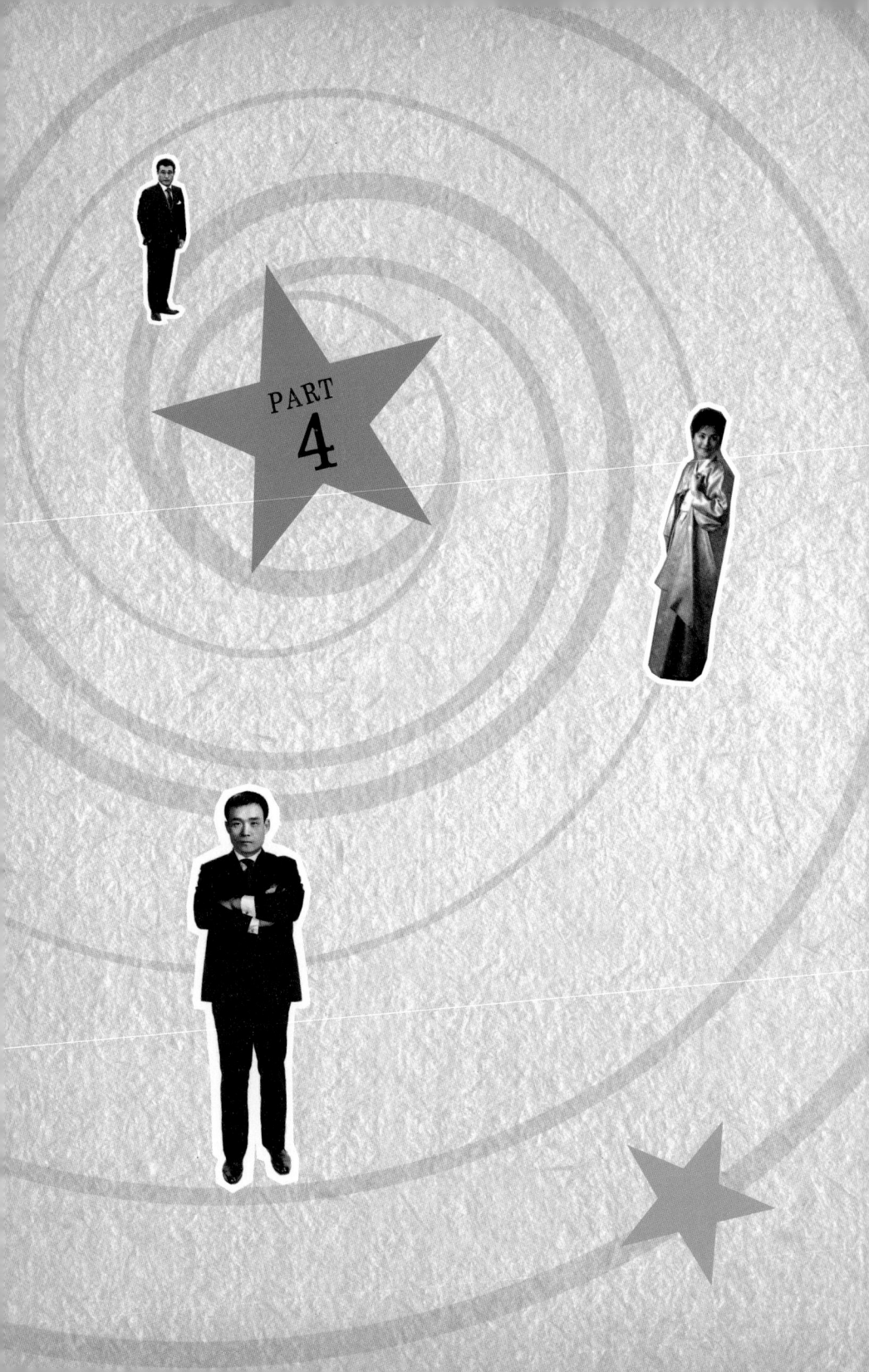

PART 4

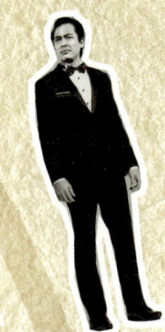

시간여행이 만들어낸
단 7일 만의 변화

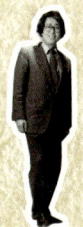
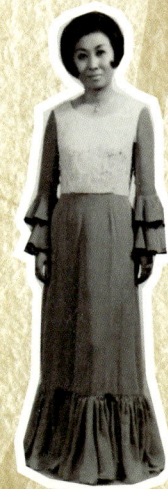

지팡이로부터 자유로워진,
한명숙 씨

    1982년으로 꾸며진 실험집에서 6박 7일 동안 생활한 참가자들에게 실제로 변화가 있을까? 1차 건강검진 결과 혈당 조절에 문제가 있었던 한명숙 씨. 시간여행 후 눈에 띄는 변화가 있을까? 놀랍게도 그녀는 식후 혈당 조절을 매우 잘하고 있는 것으로 나타났다. 특히 좋은 콜레스테롤인 고밀도 콜레스테롤(HDL)이 68mg/dl에서 74mg/dl로 증가했다.

    뿐만 아니라, 2차 신체기능 검사에서도 참가자 중 가장 많은 변화를 보인 주인공이기도 하다. 1차 신체기능 검사에서 지팡이를 짚고 5m 거리를 겨우 왕복한 한명숙 씨. 그러나 2차 신체기능 검사에서는 지팡이를 짚지 않고도 걸을 수 있었다. 걸음걸이 속도 또한 1차보다 더욱 빨라진 것을 확인할 수 있었다. 신체검사를 진행한 가정의학과 심경원 교수는 한명숙 씨의 눈에 띄는 변화를 이렇게 말했다.

> 한명숙 씨의 경우는 운동능력이 굉장히 많이 좋아졌는데요. 특히 처음에 걸음걸이 측정하실 때는 지팡이 없이 하시기가 힘든 정도였는데, 일주일 뒤에는 지팡이 없이 측정을 하심으로써 균형감각도 매우 좋아졌다고 봅니다. 걸음걸이 속도 또한 보통 걸음과 빠른 걸음 모두 약 9초 정도 빨라졌습니다.

한쪽 다리를 들고 몸의 균형을 잡고 서 있는 시간을 재는 균형감각의 경우, 1차 검사 때는 단 시작과 동시에 곧바로 들었던 다리를

▶ 한명숙(여, 78세)

순서	악력 (kg)	유연성 (cm)	걸음걸이 속도(초)		균형감각(초)		손가락 길이(cm)	미각
			보통	빠르게	오른쪽	왼쪽		
시간여행 전	17.4	0	29	23.3	0.35	0.16	19.2	약간 짜게
시간여행 후	17.5	2	20.44	14.31	1.31	1.09	18.5	약간 짜게

떨구었지만 이번에는 1초 이상 버티면서 균형감각이 향상되었다. 지팡이 없이도 걸을 수 있고 설 수 있다는 것이 가장 눈에 띄는 변화다.

정신건강의학과에서 진행한 심리 상담과 인지기능 검사 결과는 어떨까?

먼저, 참가자의 현재 심리상태와 행복 정도를 파악하기 위해 진행된 심리 상담. 한명숙 씨는 1차 상담 때와 달리, 밝은 표정이었다.

> 좋아진 것을 많이 느끼죠. 걷는 게 우선 좋아졌고. 그날 그날 지내는 내 성격도 굉장히 명랑해졌고. 그건 많이 달라졌죠.

한명숙 씨는 자신의 변화를 느끼고 있었다. 그러면서 면담 시 전문가의 질문에 답하는 속도도 빨라졌을 뿐만 아니라, 표정도 매우 밝고 부드러워졌다. 또 지난 일주일간의 스트레스도 8에서 3으로 현저하게 떨어졌다. 그러면서 무엇인가를 할 수 있겠다는 생각이 들었다는 그녀. 정신건강의학과적인 10가지 기본 질문과 우울증의 정도를 확인해보기 위한 15가지 질문에서도 한명숙 씨는 많은 변화가 있었다. 표에 색칠된 것이 1차와는 다르게 긍정적으로 답한

정신건강의학과적인 기본 질문

	질문사항	시간여행 전 Y	시간여행 전 N	시간여행 후 Y	시간여행 후 N
1	변화에 잘 적응한다.		○		○
2	어떤 상황에도 잘 대처한다.		○		○
3	어떤 상황에서도 유머스러운 면모를 보인다.		○		○
4	스트레스 극복이 날 강하게 한다.		○		○
5	병이나 어려움을 잘 극복한다.		○	○	
6	자신이 정한 목표를 달성한다.		○		○
7	압박감 속에서도 현명하게 생각하고 집중한다.		○		○
8	실패에 쉽게 낙담하지 않는다.		○		○
9	스스로를 강인한 사람이라 생각한다.		○		○
10	불쾌한 감정을 잘 다스린다.		○	○	

우울증의 정도를 확인해보기 위한 질문

	질문사항	시간여행 전 Y	시간여행 전 N	시간여행 후 Y	시간여행 후 N
1	현재의 생활에 대체적으로 만족하십니까?		○		○
2	요즈음 들어 활동량이나 의욕이 많이 떨어지셨습니까?	○		○	
3	자신이 헛되이 살고 있다고 느끼십니까?		○		○
4	생활이 지루하게 느껴질 때가 많습니까?	○		○	
5	평소에 기분은 상쾌한 편이십니까?		○	○	
6	자신에게 불길한 일이 닥칠 것 같아 불안하십니까?	○			○
7	대체로 마음이 즐거운 편이십니까?		○	○	
8	절망적이라는 느낌이 자주 드십니까?	○		○	
9	바깥에 나가기가 싫고 집에만 있고 싶습니까?	○			○
10	비슷한 나이의 다른 노인들보다 기억력이 더 나쁘다고 느끼십니까?		○		○
11	현재 살아 있다는 것이 즐겁게 생각되십니까?		○	○	
12	지금 내 자신이 아무 쓸모없는 사람이라고 느끼십니까?		○		○
13	기력이 좋으신 편입니까?	○		○	
14	지금 자신의 처지가 아무런 희망도 없다고 느끼십니까?	○			○
15	자신이 다른 사람들의 처지보다 더 못하다고 느끼십니까?	○		○	

것들이다.

뇌의 기능과 관련된 부분을 확인하는 인지기능 검사에서도 많은 변화를 보인 한명숙 씨. 1차 인지기능 검사 결과에서 시각적 학습 능력을 제외한 언어유창성, 언어적 학습능력, 통찰력, 청각적 집중력, 융통성, 암기력, 반응속도, 전두엽 관리기능 등 모든 기능이 떨어져 있었지만 2차 인지기능 검사에서는 모든 기능이 좋아졌다. 질문을 듣고 이해하고 반응하는 속도도 빨라져 1차 검사 때보다 검사 시간도 짧아졌다. 그녀의 결과를 본 정신건강의학과 임원정 교수는 우울증이 호전되면서 나타난 현상이라고 말했다.

> 사실 일주일 동안 이렇게 좋아졌다는 것은 거기서(시간여행) 생활한 것 자체가 분명히 아주 큰 요인이 되었다고밖에 볼 수가 없습니다. 특히 한명숙 씨 같은 경우에는 너무 많이 우울하셨기 때문에 그 우울감이 많이 사라지면서 여러 가지 인지기능이 좋아지신 것 같아요.

한명숙 씨의 결과는 놀라웠다. 눈으로 확인할 수 있는 신체적인 변화도 컸지만, 과학적으로 이렇게 많은 변화를 확인하게 될 줄은

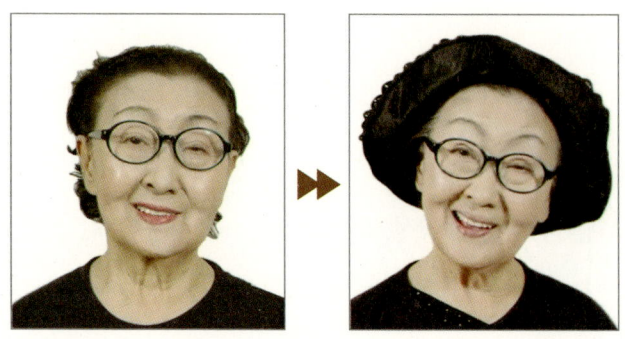

◀ 시간여행 전(왼쪽)과 후(오른쪽). 한명숙 씨의 외모 변화는 목주름에서 두드러졌다.

미처 몰랐다.

참가자들은 시간여행 전과 후로 사진 촬영을 했다. 이 실험과 전혀 관련이 없는 제3자에게 그들의 외모상의 변화를 객관적으로 묻기 위해서였다. 한명숙 씨의 사진을 본 성형외과 전문의 유상욱 원장은 단 7일 만에 나타난 변화라는 사실에 무척 놀랐다.

> 66 한명숙 씨는 목에서 큰 변화를 확인할 수 있습니다. 목을 감싸는 근막층인 SMAS 층의 변화가 크게 반영되었으리라 예상되는데요. 목의 근막층은 얼굴 층과는 달라서 일주일 안에 변화하기 어려운데, 한명숙 씨의 경우 놀랄 만한 변화를 보이셨다고 생각합니다.

한명숙 씨의 경우 목주름이 완화되는 놀랄 만한 변화를 보였다는 것이다.

한명숙 씨의 심리적인 변화는 그림을 통해서도 확인해볼 수 있다. 시간여행 둘째 날과 넷째 날에 참가자들은 그림을 그렸다. 참가자들은 단순한 미술시간으로 알았지만, 이것은 그림을 통해 참가자들의 변화를 확인하고자 제작진이 미술심리치료 전문가와 함께 준비한 시간이었다. 둘째 날은 다양한 도구를 활용해 인물 그림을 완성하고, 넷째 날은 전문가의 요청에 따라 한 편의 풍경 그림을 완성해야 했다. 둘째 날 한명숙 씨는 그림을 전혀 완성하지 못했다. 자기만의 그림을 그리려는 욕구가 있었는데 그게 잘 되지 않자, "못하겠다", "망했다"라는 부정적인 표현을 하며 그림 그리기를 중간에 포기했다.

그런데 넷째 날 풍경 그리기는 한 편의 그림으로 완성했다. "시간이 더 필요해요"라며 그림을 완성하는 데 집중했다. 이틀 동안 한명숙 씨는 자신감이 생기고 표현력도 높아졌다. 또한

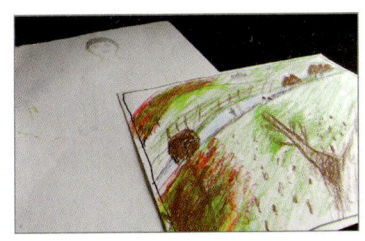

◀ 한명숙 씨의 둘째 날 그림(왼쪽)과 넷째 날(오른쪽) 그림. 완성조차 하지 못했던 그림을 이틀 만에 한 편의 그림으로 완성했다.

나이가 들수록 하고자 하는 욕구가 자연스럽게 떨어지는데, 한명숙 씨의 그림에는 색깔과 필력 등을 고려했을 때 욕구가 상승한 것으로 보인다는 것이 전문가의 의견이었다.

이러한 한명숙 씨의 변화는 일상생활에서도 이어졌다. 시간여행 기간 중에 음식은 잘 만들지 못한다며 상차림만 겨우 거들던 그녀가 2012년의 일상으로 돌아와서는 주방 이곳저곳을 돌아다니면서 직접 음식을 하기 시작했다. 지팡이에 몸을 의지하지 않아서 좁은 주방에서도 움직임이 자유롭다.

삶에 대한 의욕이 없어서 무언가를 배운다는 것 자체를 생각조차 하지 못했던 그녀가 일주일 동안의 시간여행 뒤, 새로운 것에 대한 관심과 희망을 가지기 시작했다. 이제는 무엇인가를 다시 해보고 싶어졌다며 서예를 배우기 위해 복지관을 찾았고, 목소리가 나오는 동안은 노래를 하며 음반을 낼 계획이라는 포부를 당당히 밝히는 그녀, 한명숙 씨다.

> (음반) 취입을 목소리가 날 때 할 수 있으면 하는 거고. 계획이라는 게 특별한 계획은 없고 그런 계획은 있으니까…. 목소리가 나는 동안에는 할 수 있으면 노래를 해보는 거죠.

다시 2012년의 일상으로 돌아와서도 집 안 이곳저곳에 생활수칙과 자신의 과거 사진을 붙여놓고, 시간여행 때처럼 행동하기 위해 여전히 노력하고 있다는 한명숙 씨. 시간여행을 떠난 10월이 평생 잊을 수 없는 달이라 이야기하는 그녀의 미소는 제작진의 가슴을 뭉클하게 했다.

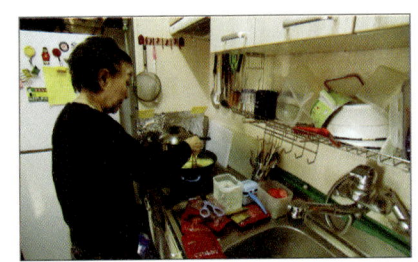

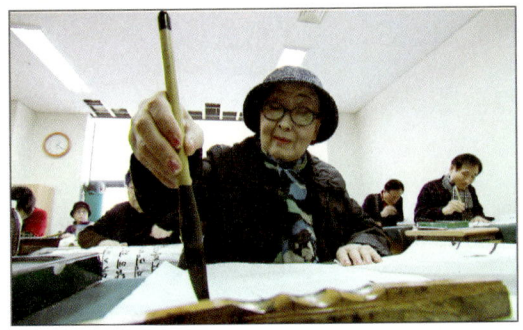

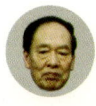

불신을 뛰어넘어
가장 크게 변화한, 오승룡 씨

처음부터 실험 자체에 불신을 가지고 참가한 78세 오승룡 씨. 그의 1차 검사 결과는 전반적으로 모든 기능이 매우 양호했다. 일주일 동안의 시간여행 뒤 다시 한 번 건강검진을 받은 그의 결과는 매우 흥미로웠다. 오른쪽 시력이 0.6에서 1.0으로 상승한 것! 또한 혈압도 140mmHg에서 132mmHg로 떨어졌다. 뿐만 아니라 전체 체중은 2kg 늘었지만 근육량이 2kg 이상 늘면서 체지방량은 오히려

순서	체중(kg)	골격근량(kg)	체지방량(kg)
시간여행 전	79.0	29.3	25.6
시간여행 후	81.4	31.3	24.4

1kg 감소했다.

　가정의학과 전문의 심경원 교수는 나이가 들면서 나타나는 현상 중 가장 대표적인 것이 근육이 감소하는 것인데, 오승룡 씨는 오히려 반대의 결과를 보인다고 말했다.

> 78세 오승룡 씨의 경우 체중이 2kg 정도 늘었는데요. 이것은 체지방이 늘어난 것이 아니라, 근육이 2kg 이상 늘고 오히려 체지방은 1kg 정도 줄었기 때문에 굉장히 노화에 역행하는 결과라고 볼 수 있습니다.

　가정의학과에서 진행한 1차 신체기능 검사 중 유연성이 가장 좋지 않았던 오승룡 씨. 그의 신체기능에는 어떤 변화가 있을까?
　1차 유연성 검사 결과, 손끝과 발끝 사이의 거리가 21.5cm였던

▶ 오승룡(남, 78세)

순서	악력 (kg)	유연성 (cm)	걸음걸이 속도(초)		균형감각(초)		손가락 길이(cm)	미각
			보통	빠르게	오른쪽	왼쪽		
시간여행 전	27.7	-21.5	11.33	7.6	2.59	3.39	18.2	약간 짜게
시간여행 후	31.1	-4.5	9.5	7.16	4.27	8.87	23	약간 짜게

것이 4.5cm로 확연한 차이를 보였다. 또한 근육량이 증가하면서 악력과 균형감각이 상당히 좋아졌으며, 걸음걸이 속도도 빨라졌다.

특히 인지기능은 같은 나이의 다른 사람들과 비교했을 때도 매우 우수했던 그. 이런 그에게도 변화가 생겼을까? 초지일관 방어적인 태도를 유지하던 오승룡 씨의 1차 심리 상담. 일주일간의 시간 여행 뒤 같은 상담이 이뤄졌지만 오승룡 씨는 1차 때와 같은 태도를 유지했다. 자신은 일주일 동안 스트레스만 더 커졌을 뿐 좋아진 것이 하나도 없다고 대답했다.

> 그렇게 큰 변화 안 일어났어요, 저. 그렇게 '크다, 큰 변화 있다'라고 생각할 수는 없습니다.

자신에게는 큰 변화가 없다고 말하는 오승룡 씨. 그러나 2차 인지기능 검사 결과는 그의 말과는 딴판으로 매우 좋아졌다. 언어적 학습능력, 시각적 학습능력, 집중력, 융통성, 암기력, 반응속도, 전두엽 관리기능은 물론 1차 인지검사에서 낮았던 언어유창성까지 2차 검사에서는 좋아졌다.

❝ 원래 인지기능이 좋았던 오승룡 씨가 2차 검사 결과 제일 많이 좋아지셨어요. 언어적 학습력(61.41%ile⇨73.57%ile)이나 시각적 학습능력(78.81%ile⇨90.82%ile), 청각적 집중력(37⇨42), 융통성(70%ile⇨90%ile 이상), 암기력(91.31%ile⇨99.20%ile), 언어유창성(74.86%ile⇨98.03%ile), 전두엽 관리기능(5.0%ile⇨34.2%ile), 반응속도. 다 좋아지셨어요. 굉장히 좋아지셨어요. 그러니까 어떤 정신적인 자극을 제일 많이 받으신 거죠.

오승룡 씨가 그린 그림에서도 그의 변화는 두드러졌다. 첫 번째 미술 시간에 인물 그리기를 할 때도 그는 동년배에 비해서도 그림을 잘 그리는 편이었다. 초등학교 때 생각나는 친구를 그렸다는 그는 그림을 그리는 내내 투덜대기 일쑤였다. 진행하던 전문가가 격려를 해도 거짓말하지 말라는 등의 부정적인 반응을 보였다. 그런데 이틀 뒤 다시 그림을 그릴 때는 그런 모습은 전혀 볼 수 없었다. 집중도도 매우 높았

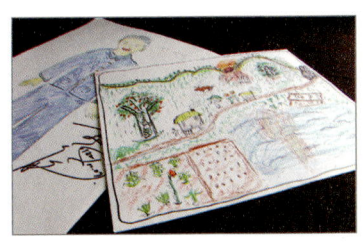
◀ 오승룡 씨의 둘째 날 그림(왼쪽)과 넷째 날(오른쪽) 그림.

으며, 그림의 내용도 굉장히 풍부해졌다. 오승룡 씨는 그림의 내용과 표현, 그리고 그리는 과정에서의 행동 변화가 가장 컸던 참가자였다.

가정의학과·정신건강의학과 전문의와 미술심리치료 전문가는 5명의 참가자 중 신체적으로나 정신적으로 가장 큰 변화를 보인 사람으로 오승룡 씨를 지목했다. 그런데 왜 오승룡 씨는 자신이 변하지 않았다고 생각할까? 2012년의 일상으로 돌아와 다시 일주일에 한 번씩 녹음을 하고 있는 그. 제작진은 오승룡 씨와 함께 녹음을 하고 있는 동료들을 다시 찾아갔다. 동료들은 그의 변화를 알아차릴까?

시간여행을 떠나기 전, 균형감각이 다소 떨어져 있던 오승룡 씨는 녹음을 하는 내내 손을 허리에 받치고 있었다. 그러나 시간여행 후 녹음에 참여한 오승룡 씨의 허리에는 더 이상 손이 올려져 있지 않았다. 그리고 시간여행을 떠나기 전, 담당 PD는 오승룡 씨의 호흡을 걱정했다. 녹음을 할 때, 긴 문장을 소화할 정도로 호흡이 안정되지 않았다는 것. 그러나 시간여행 후 담당 PD는 호흡이 좀 더 안정됐다는 평가를 했다. 그는 자신의 변화를 부정하고 있지만, 그와 줄곧 함께 일해온 주변인들은 그의 변화를 느끼고 있었다.

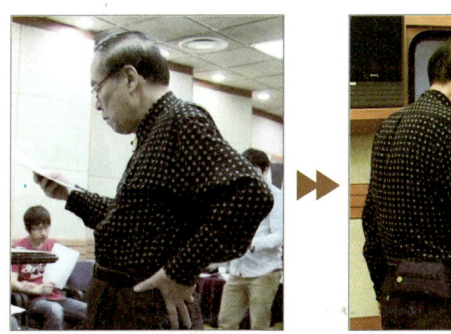 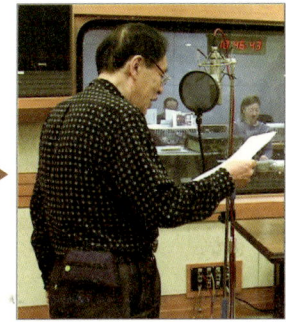

◀︎ 시간여행 전에는 손을 허리에 받치던(왼쪽) 오승룡 씨가 시간여행 후에는 손을 허리에 올리지 않는다(오른쪽).

시간여행 기간 동안 자신의 의견을 가장 강하게 내세운 참가자 오승룡 씨. 그는 제작진과의 마지막 인터뷰에서 자신이 보인 행동들에 대한 후회를 내비쳤다. 휴대폰 사용을 두고 벌인 언쟁부터 연기 연습 시 화를 내던 자신의 모습을 되돌아보며, 순간적인 실수라고 말하는 그의 모습에서 애잔한 진심이 느껴졌다. 마지막으로 제작진이 "정말로 처음부터 실험의 결과를 믿지 않았나요?"라고 묻자, 오승룡 씨는 마음 깊은 곳에서는 믿고, 알고 있었다고 답했다.

❝ 사실은 믿지 않았어요. 그러나 '그렇게 생활을 하면은 그

렇게 되지 않을까'라는 건 속에 있었어요. 그리고 사회적 기준에 의해서 내가 나이를 먹는다기보다는 '나이는 숫자에 불과하다', '거기에 내가 얽매여 살지 말자' 그런 생각을 하고 있습니다.

어쩌면 오승룡 씨야말로 실험의 결과를 가장 애타게, 그리고 간절히 기다린 참가자가 아닐까….

자신감을 얻어 활력을 찾은,
남성남 씨

시간여행 기간 중 매일 아침 간단한 운동으로 하루를 시작했던 남성남 씨. 2차 건강검진 결과를 본 가정의학과 전문의 심경원 교수는 그의 변화가 매우 바람직하다고 말한다.

> 남성남 씨 같은 경우에는 근육이 1kg 늘고 체지방이 1kg 빠지면서 체지방률도 2% 이상 줄었기 때문에, 어떻게 보면 굉장히 바람직한 방향으로 변화했다고 볼 수 있죠.

나이가 들수록 근육은 줄고 체지방은 느는 일반적인 경우와 비

순서	체중(kg)	골격근량(kg)	체지방량(kg)
시간여행 전	70.6	26.5	22.1
시간여행 후	70.7	27.4	20.9

교했을 때 남성남 씨의 변화는 매우 긍정적인 것이다.

　가정의학과에서 추가로 진행한 신체기능 검사에서도 남성남 씨의 변화를 확인해볼 수 있었다. 근육량이 늘어난 덕분에 악력은 28kg에서 34.1kg으로 상승하였으며, 유연성도 1차 검사에서는 발끝에 손끝이 닿지 않았는데, 2차 검사 때는 손끝이 발끝에 닿을 정도로 좋아졌다. 걸음걸이 속도도 빨라졌으며, 균형감각도 1차 검사 때보다는 약 1초가량씩 더 좋아졌다.

　정신건강의학과에서 진행하는 심리 상담 때도 이전보다 밝은 표정으로 임했다. 또한 그는 일주일간의 시간여행 동안 보여준 자신의 모습에 매우 만족하고 있었다. 게다가 답변을 하는 억양과 어투

▶ 남성남(남, 82세)

순서	악력(kg)	유연성(cm)	걸음걸이 속도(초)		균형감각(초)		손가락 길이(cm)	미각
			보통	빠르게	오른쪽	왼쪽		
시간여행 전	28.0	-16	10.55	6.3	4.2	2.1	17.9	아주 짜게
시간여행 후	34.1	0	9.97	6.69	3.52	3.92	18.2	아주 짜게

등을 통해 자신감이 상승된 듯 보였다. 그 덕분인지 시간여행 전에는 스트레스 정도가 4였으나 시간여행 후에는 1로 떨어졌다.

1차 인지 검사 결과, 뇌졸중을 앓았던 병력 때문에 머릿속에서 다양한 영역이 충돌되고 있는 것 같다고 판단한 정신건강의학과 전문의. 일주일간의 시간여행이 그에게 어떤 변화를 줄지 예측하기 어려워 난감해했었는데, 남성남 씨의 2차 인지 검사 결과를 통해 긍정적인 변화를 확인할 수 있었다. 언어적 학습능력과 언어유창성, 그리고 전두엽 관리기능 중 통찰력 등이 좋아졌다. 처음 우려했던 것과는 다르게 매우 긍정적인 변화라 제작진은 반가웠다.

> 언어적 학습능력(4.95%ile ⇨ 22.96%ile), 언어유창성(34.09%ile ⇨ 55.57%ile)이 좋아지셨고요. 전두엽 관리기능 중에서 통찰력(31.3%ile ⇨ 77.7%ile) 등이 조금씩 좋아지셨어요.

남성남 씨의 사진을 본 성형외과 전문의 유상욱 원장은 얼굴빛의 변화를 언급했다.

> 코미디언이라는 직업 특성상 얼굴 근육을 많이 사용할 수

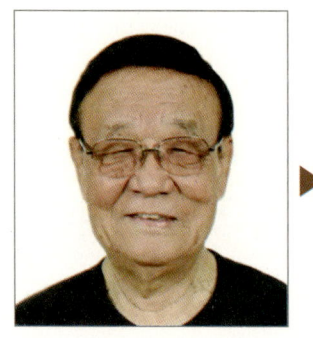 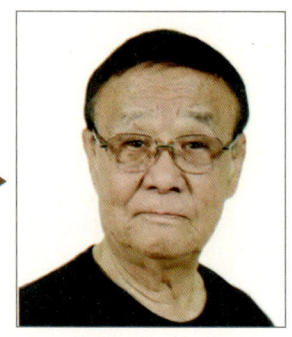

◀ 시간여행 전(왼쪽)과 후(오른쪽). 남성남 씨의 외모 변화는 크지 않았지만, 얼굴빛이 밝아진 데서 변화를 감지할 수 있다.

밖에 없었던 남성남 씨의 변화를 찾아보기는 어렵습니다. 그러나 얼굴빛이 밝아지는 등의 변화를 관찰할 수 있습니다.

남성남 씨의 변화는 둘째 날과 넷째 날에 그린 그림에 더욱 선명하게 나타났다. 남성남 씨가 그린 첫 번째 그림의 주인공은 동네 개구쟁이였다. 도화지를 차지하고 있는 인물의 크기가 크지만, 주인공이 자신이 아니라는 사실은 자존감이 떨어져 있다는 것을 의미한다. 그러나 두 번째로 그린 풍경 그림에서는 매우 다른 모습을 보였다. 그림 속 양산을 쓴 여자

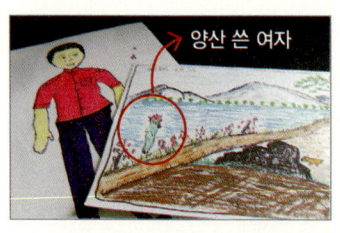

◀ 남성남 씨의 둘째 날 그림(왼쪽)과 넷째 날(오른쪽) 그림.

는 상대에 대한 배려를 의미한다. 그리고 "그 여자가 누구를 기다리고 있나요?"라는 질문에 "남성남"이라 대답한 그. 미술심리치료 전문가는 이 부분을 매우 높이 평가했다.

> 그림에 어떤 식으로든 자신의 이름이 들어가서 의미를 부여한다는 것은 자존감과 관련된 부분입니다. 따라서 첫 번째 그림과 비교했을 때, 남성남 씨의 자존감은 상당히 상승된 것으로 보입니다. 또한 그림 속 나무는 자화상을 의미하는데, 두 번째 그림 속에서 나무가 차지하는 비중이 큰 것으로 미루어보았을 때, 자존감이 발달된 것으로 보입니다.

1차 인터뷰 및 심리 상담 때 자신감이 없다고 이야기하던 그. 그러나 일주일 동안 그가 보여준 모습은 처음과는 매우 달랐다. 2012년의 일상으로 돌아온 그는 여전히 매일 아침에 운동을 하며 규칙적인 식사로 본인의 건강에 집중하고 있었다. 시간여행 후 두어 달 뒤 만난 남성남 씨는 한겨울의 매우 추운 날씨에도 불구하고 내복을 입지 않았다. 바지를 종아리까지 걷어 올려 보이며 자랑스럽게 이야기하는 그의 모습이 매우 인상적이다.

> 작년 겨울엔 내복에다 잔뜩 껴입었지. 그런데 시간여행 갔다 오고 나서부터는 모든 것이 달라졌다니까. 내복 입는 것도 귀찮으니까 안 입고 이러고 살잖아.

자신에게 나타난 변화를 본인뿐만 아니라 만나는 모든 사람들이 알아본다며 신나서 이야기하는 남성남 씨. 이제는 사진을 찍을 때 맨 앞으로 나올 자신이 생겼다고 말하는 그의 모습에서 강한 자신감을 엿볼 수 있었다. 마지막으로 하고 싶은 말이 있다며 제작진에게 던진 말은,

> 52세 남성남. 그러니까 지금도 그런 기분이에요. 항상 내가 52세의 젊은 사고로 행동하는 것 같아. 지금 심정 같아서는 또 한 번 가고 싶다니까. 가고 싶어요. 제발 좀 또 한 번 갑시다, 우리.

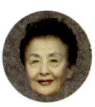

가면을 벗고 좀 더 젊어진,
하연남 씨

    1차 건강검진 결과, 하연남 씨는 혈압이 낮고 근육량이 매우 적은 전형적인 여성고령자의 특징을 보였다. 그런데 일주일간의 시간여행 후 정상혈압으로 회복되고, 근육이 0.4kg 증가한 반면 체지방은 0.9kg 감소해서 체지방률이 정상범위인 24.4%로 떨어졌다. 뿐만 아니라 왼쪽 시력이 0.4에서 0.8로 향상되었다.

    하연남 씨는 신체기능 검사에서도 많은 변화를 보였다. 악력, 유

순서	체중(kg)	골격근량(kg)	체지방량(kg)
시간여행 전	43.4	16.2	11.4
시간여행 후	43.2	16.6	10.5

연성, 걸음걸이 속도, 균형감각 등 모든 기능이 향상되었는데, 시간여행 전에 다리 힘이 생겼으면 좋겠다고 말했던 그녀의 바람대로 빨라진 걸음걸이 속도와 균형감각의 상승은 하체의 힘이 길러졌다는 것을 보여주고 있다. 이에 가정의학과 심경원 교수는 이렇게 말했다.

> 특히 본인이 걱정했던 걸음걸이 부분에서도 3초가량 빨라져서 전반적인 신체기능이 균형감각 포함해서 모두 좋아진 것을 볼 수 있었습니다.

시간여행 전, 노인상담전문가 김은미 교수와의 면담에서 연극성 성격장애와 흡사한 모습을 보인 하연남 씨는 1차 심리 상담에서도 비슷한 모습을 보였다. 일주일간의 시간여행 후 두 번째 심리 상담

▶ 하연남(여, 86세)

순서	악력 (kg)	유연성 (cm)	걸음걸이 속도(초)		균형감각(초)		손가락 길이(cm)	미각
			보통	빠르게	오른쪽	왼쪽		
시간여행 전	13.4	6	15.72	10.2	3.9	1.9	17	보통
시간여행 후	14.7	14	12.12	7.49	2.72	4.69	19	보통

에 참여한 하연남 씨는 이전과 비슷한 모습을 보였으나, 좀 더 자연스러운 표정과 몸짓으로 상담에 참여하는 발전된 모습을 보였다. 이것은 자신을 과장되게 보이려 하는 심리적 장애가 상당히 호전되었음을 의미한다. 실험집에서 지낸 일주일 동안, 다친 오른손에 대한 자신의 콤플렉스를 극복한 결과이기도 했다. 이러한 변화는 인지기능 검사 결과에도 영향을 미쳤다.

지난 인지기능 검사에서 거의 대부분의 기능이 낮게 평가된 하연남 씨. 2차 인지기능 검사 결과 모든 기능이 다 좋아진 것으로 나타났다. 특히 시각적 학습능력과 언어유창성은 99%ile까지 좋아진 것으로 나타났다. 지난번 인지기능 검사에서는 손이 불편하고 피곤하다는 이유로 검사에 소극적으로 참여하던 그녀가 이번 검사에는 자신의 손을 내보이면서 매우 적극적으로 참여했다. 그녀의 이런 적극적인 태도가 인지능력 향상이라는 결과로 이어졌다.

> 하연남 씨의 경우 모든 기능이 엄청 좋아지셨어요. 언어적 학습능력(2.87%ile ⇨ 15.87%ile), 시각적 학습능력(4.27%ile ⇨ 99.99%ile), 청각적 집중력(34 ⇨ 40), 융통성(13%ile ⇨ 55%ile), 언어유창성(6.3%ile ⇨ 99.99%ile), 전두엽 관리

기능(1.7%ile ⇨ 31.3%ile)이 좋아지셨어요.

또한 시간여행 전후로 찍은 사진에서는 외형적인 변화를 뚜렷이 확인해볼 수 있다. 성형외과 전문의는 하연남 씨의 피부가 믿기 어려울 정도로 크게 개선되었다고 말한다.

> 하연남 씨는 아주 많은 변화를 볼 수 있습니다. 특히 눈 밑 주름과 눈 밑의 볼록한 지방이 많이 개선된 것을 보면, 마치 '이분이 수술을 하지 않았을까' 하는 의심이 들 정도입니다. 이분이 성형외과적으로 봤을 때 가장 많은 시각적인 효과가 있다는 생각이 듭니다.

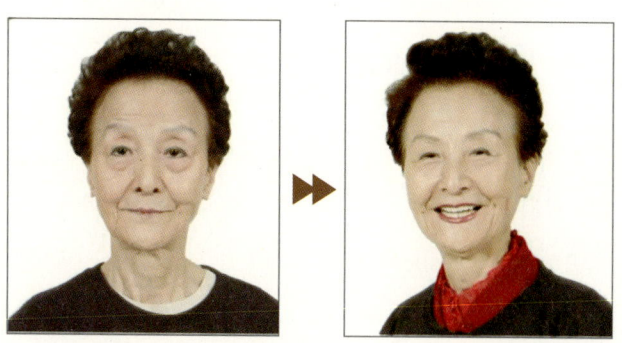

◀ 시간여행 전(왼쪽)과 후(오른쪽). 하연남 씨는 참가자들 중에 가장 큰 외모 변화가 있었다.

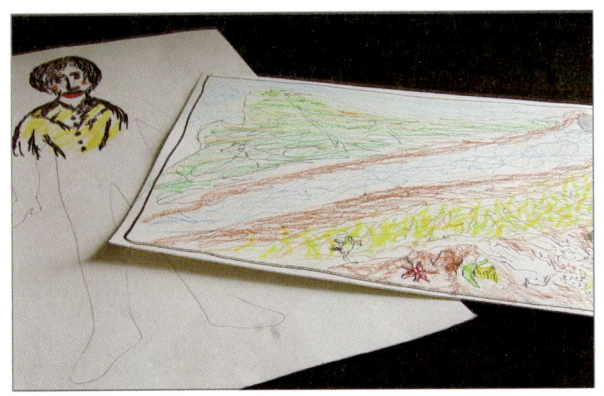

◀ 하연남 씨의 둘째 날 그림(왼쪽)과 넷째 날(오른쪽) 그림.

시간여행 기간 중 둘째 날과 넷째 날에 그린 그녀의 그림은 동일인이 그렸다는 사실이 믿기 어려울 정도다. 첫 번째 그림을 완성하지 못한 하연남 씨. 그러나 넷째 날은 그림을 완성했으며, 그 구성 또한 다채로웠다. 함께 어울리는 사람과 꽃, 동물 등을 그렸다. 이것은 접촉관계를 유지하려는 모습으로 볼 수 있으며, 대각선 구도로 흐르도록 그린 강은 이전 그림에서 볼 수 없었던 에너지와 역동성을 담고 있다.

2012년의 일상으로 돌아온 그녀는 자신의 발명품과 관련된 새로운 도전을 준비했다. 아직도 무언가를 할 수 있다는 것이 매우 즐겁다고 말하는 하연남 씨.

❝ 나이 먹어서도 내가 일을 할 수 있다는 게 너무 즐거워.

또 자신의 이야기를 담담하면서도 진솔하게 얘기하는 모습에서 그녀 자신은 물론 주변 사람들도 변화를 느꼈다. 이번 시간여행에서 그녀의 변화를 이끈 원동력은 바로 자신의 가면을 내려놓았다는 사실이다. 자신의 상황을 있는 그대로 받아들이고 사람들을 대하려는 노력. 이것이 하연남 씨에게 일어난 가장 큰 변화다. 마지막 인터뷰에서 시간여행을 회상하며 어린 시절로 돌아간 듯 행복했다고 말하는 그녀. 말끝을 흐리며 눈물을 훔치는 모습에 모든 제작진은 가슴이 먹먹해졌다.

❝ 나 젊었을 적에… 그 소학교 때 기분으로 일주일간을 지냈다고 생각할 수 있어요. 바보같이 자꾸 눈물이 나와.

소통으로 젊어진,
김한용 씨

시간여행 참가자 중 나이가 가장 많은 김한용 씨는 1차 건강검진에서 60대라 할 수 있을 정도로 양호한 결과를 보였다. 일주일간의 시간여행 뒤 다시 한 번 진행된 건강검진 결과도 매우 양호했다. 지난 신체기능 검사에서 균형감각과 걸음걸이 속도가 다소 떨어졌던 그는 이번 2차 검사에서 매우 향상된 결과를 보였다. 걸음걸이 속도도 빨라졌으며, 균형감각은 거의 4초가량이나 늘었다. 게다가 손끝과 발끝 사이의 거리를 잰 유연성도 13cm에서 5.4cm로 가까워졌다고 가정의학과 전문의 심경원 교수는 말했다.

▶ 김한용(남, 89세)

순서	악력 (kg)	유연성 (cm)	걸음걸이 속도(초)		균형감각(초)		손가락 길이(cm)	미각
			보통	빠르게	오른쪽	왼쪽		
시간여행 전	38.5	-13	13.48	9.86	3.6	4.44	19.2	약간 짜게
시간여행 후	41.7	-5.4	11.51	8.65	7.62	3.64	20	보통

💬 89세 김한용 씨의 경우는 걸음걸이 속도가 2초 정도 빨라졌고, 유연성이라든지 균형감각이 많이 좋아지셨는데, 유연성의 경우는 -13cm에서 -5.4cm로 굉장히 큰 차이를 보였습니다.

고령이다 보니 여러 가지 학습과 연관된 인지기능이 낮았던 김한용 씨. 인지기능에는 변화가 있을까?

일주일간의 시간여행 후 김한용 씨의 인지기능은 놀랄 만큼 상승했다. 1차 검사에서 굉장히 낮았던 청각적 집중력이 매우 좋아졌으며, 기존에도 좋았던 시각적 학습능력까지 더 좋아졌다. 단 일주일 만에 나타난 변화에 정신건강의학과 전문의 임원정 교수는 소통에서 그 이유를 찾았다.

💬 청각적 집중력은 처음에는 굉장히 떨어져 있으셨거든

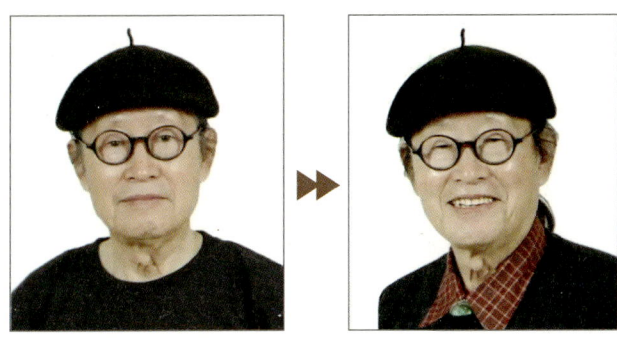

◼️ 시간여행 전(왼쪽)과 후(오른쪽). 김한용 씨는 외모 변화가 10년을 거슬렀다는 평을 받았다.

요. 그런데 두 번째 검사 결과에서는 아주 좋아지셨어요 (39⇨77). 사람들하고 같이 얘기를 하고 의사소통을 하고 그러다 보니까, 자꾸 얘기를 들어야 하는 상황들이 집중력에 많이 도움을 준 것 같아요.

김한용 씨의 변화는 성형외과 전문의도 놀라게 했다.

❝ 김한용 씨 경우는 피부 톤과 혈색이 상당히 좋아지셨습니다. 또한 전반적으로 잔주름 같은 것들이 많이 개선돼서, 한 10년 정도는 전후의 시각적 연령에 차이가 난다고 봅니다.

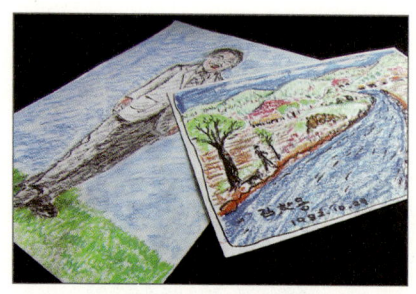
▶ 김한용 씨의 둘째 날 그림(왼쪽)과 넷째 날(오른쪽) 그림.

인물을 그린 그림에서 참가자 중 유일하게 자신의 모습을 그린 김한용 씨. 과거에 미술을 공부한 경험 덕분인지, 다른 참가자들보다 쉽게 그림을 그렸다. 다른 참가자들이 그의 그림을 보고 칭찬을 아끼지 않을 정도였다. 미술심리치료 전문가는 김한용 씨의 두 번째 풍경 그림에서는 상호작용이 두드러진다고 말했다.

> 이전 그림에서는 볼 수 없었던 대인관계에 대한 관심, 접촉, 같이 함께하고 싶어 하는 마음 등이 엿보입니다.

시간여행이 시작되기 전, 다양한 분야의 전문가와 제작진이 김한용 씨에게 가장 큰 과제로 예상한 것은 바로 '소통'이었다. 그런데 일주일 뒤 그의 그림과 심리 상담의 결과는 소통에 매우 의미 있는 변화를 나타내고 있었다. 그 덕분인지 2012년의 일상으로 돌아온 김한용 씨는 약 8년 만에 다시 학생들 앞에 서서 사진 수업을 시작했다. 60년가량의 나이 차이가 나는 대학생들과 의사소통을 하며 수업을 한다는 것이 쉽지만은 않지만, 김한용 씨는 매우 잘 해내고 있었다.

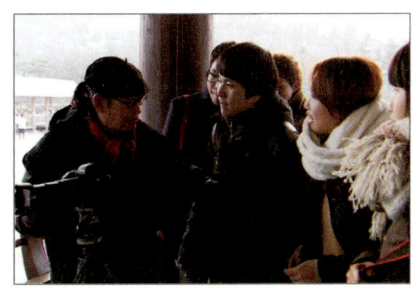

이번 시간여행을 통해 20년 정도는 더 젊게 생활할 수 있을 것 같다고 말하는 김한용 씨. 자신에게 나타난 변화를 매우 유쾌하게 받아들이는 모습이 그의 다음 도전을 더욱 궁금하게 한다.

> 💬 '숫자(나이)를 초월해야겠다' 이런 생각을 하죠. 그래서 지금 59세, 69세까지는 자신 있다 이겁니다. 그래서 지금부터 가능하다는 걸 이번에 새로 느꼈습니다.

+ Plus page

참가자들의 변화가 그들이 생활하던 2012년과는 무척 다른 '환경' 때문이 아니냐는 의심의 눈초리를 보내는 사람들이 많을 것이다. 모든 참가자들이 보인 이러한 결과가, 정말 공기 좋고 물 좋은 환경에서 1982년으로 꾸며진 세트장이었기 때문에 나타난 것일까?

제작진은 특별한 환경이 아닌 일상생활에서도 마음가짐에 따라 젊어지는 일이 가능한지 확인해보기 위해 실험을 진행했다.

한 복지관을 찾아 65세 이상의 노인을 10명씩 두 그룹으로 나누었다. 한 그룹에는 긍정, 행복과 관련된 단어 카드 총 15장을 나누어준 뒤 일주일 동안 주어진 단어 카드를 매일 보고 그 단어를 활용해 이야기를 하도록 했다. 그리고 다른 그룹에는 평소처럼 생활하기를 요청했다. 두 그룹의 변화를 확인하기 위해 실험 전후로 걸음걸이 속도, 균형감각, 유연성, 악력 등과 같은 신체기능을 체크했다.

일주일 뒤 두 그룹은 유연성과 균형감각에서 큰 차이를 보였다. 상체를 숙여 손끝과 발끝 사이의 거리를 재는 유연성의 경우, 일상생활 그룹이 평균 3.21cm 증가한 반면, 일주일 동안 긍정 단어에 노출된 그룹은 평균 5.24cm 증가했다.

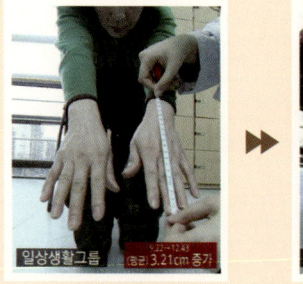 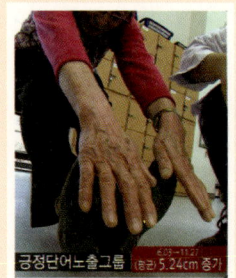

◀ 긍정 단어가 유연성을 향상시켰다.

또한 한쪽 다리를 들고 서서 할 수 있는 만큼 몸의 균형을 잡는 균형감각의 경우, 긍정 단어를 보며 생활한 그룹은 19.64초 향상된 반면, 그렇지 않은 그룹은 14.54초 감소했다.

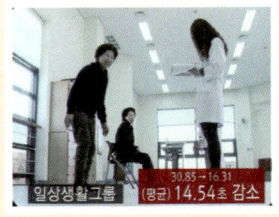 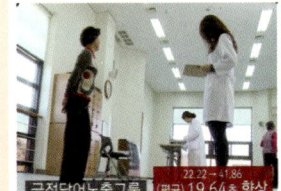

◀: 긍정 단어가 균형감각을 향상시켰다.

마음가짐에 따라 신체기능이 좋아지는 것은 산 좋고 물 좋은 30년 전 상황으로 꾸며진 특별한 세트장에서만 가능한 것이 아니라, 이처럼 일상생활에서도 얼마든지 가능한 것이다. '2012년 한국판 시계 거꾸로 돌리기 실험'에 함께한 정신건강의학과 임원정 교수는 다음과 같이 말한다.

"물론 공기 좋은 데 가서 사람들하고 어울리는 것도 도움은 될 거예요. 그런데 그거 하나만 가지고 설명하기에는 너무나 변화가 많으시고. 특히 제가 보기엔 언어유창성이나 반응시간 자체는 공기 좋은 데 가서 맛있는 것 먹는다고 해서 좋아지는 거 아니거든요."

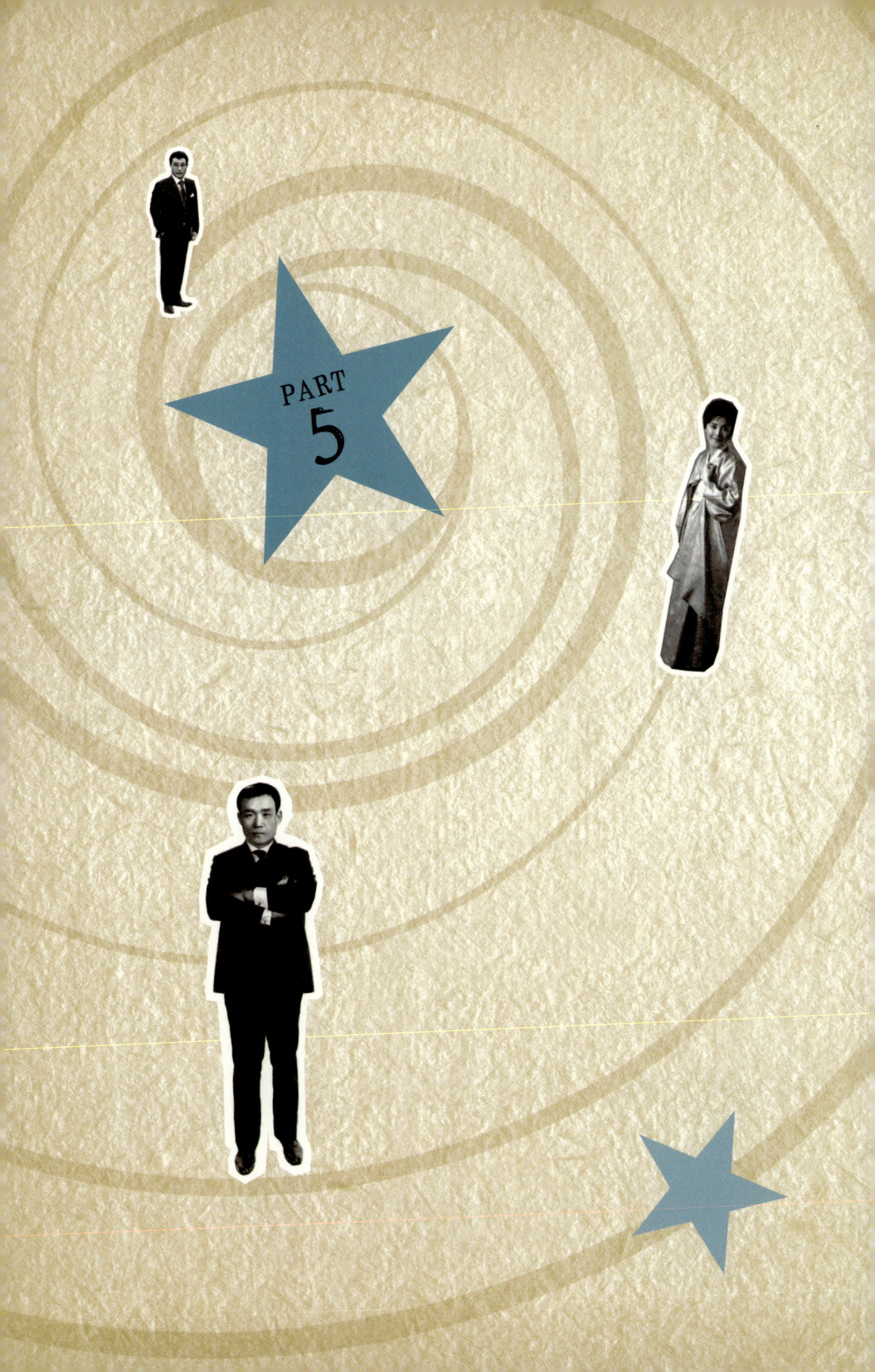

PART
5

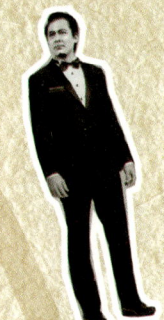

신(新) 노인의 조건,
마음의 시계를 거꾸로 돌려라

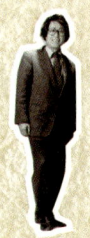

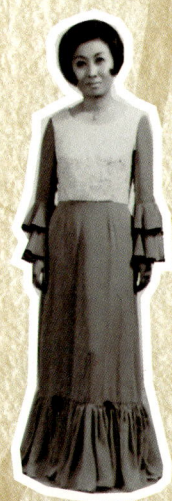

고정관념이
공포증을 증폭시킨다

동물 중 유일하게 수명의 한계를 인지하며 살아가는 인간. 그래서 우리 모두는 '언젠가는 죽는다'라는 사실을 잘 알고 있다. 죽음에 대한 인식은 느려지는 걸음걸이 속도, 깜빡거리는 기억력 등 자연스러운 신체적·정신적인 변화에 거부감을 일으키는 요소로 작용하기도 한다. 결국 이런 거부감은 요즘 우리 사회에서 일고 있는 '동안 열풍'으로 표출되기도 한다고 노인학전문가 김민희 박사는 말한다.

❝ 요즘 우리 사회에서 일고 있는 '동안 열풍'이라는 것도 결

국은 사람들이 가지고 있는 노화에 대한 두려움을 보여주는 현상이라고 볼 수 있습니다. '노화에 대한 공포' 혹은 '노화에 대한 불안'이라는 것은 나이 들어가는 것에 대해서 느끼는 두려움이나 걱정, 염려… 이런 것들을 의미합니다.

노화공포증에는 여러 가지 측면이 있다. 먼저, 나이가 들면서 신체기능이 약해지는 것에 대한 두려움, 변하는 외모에 대한 두려움 등 더 이상은 매력적으로 보이지 않을 것이라는 사실에 대한 염려 같은 것이 있을 수 있다. 이외에도 역할이나 지위가 상실되는 것에 대한 두려움도 노화불안의 한 측면이다. 사람들이 이처럼 노화, 즉 나이 드는 것에 대해 불안을 느끼게 되면, 할 수 있는 만큼 노화를 지연시키고 젊어 보이고자 노력을 한다. 때문에 여성들의 경우, 젊어 보이기 위해서 성형수술을 한다든지 젊어 보이는 옷차림이나 안티에이징에 좋다는 화장품을 사용한다.

    그렇다면, 노화에 대한 불안이나 공포증의 원인은 무엇일까? 다양한 요소가 작용하겠지만, 우리가 가지고 있는 노인에 대한 부정적인 고정관념이 노화에 대한 공포증을 증폭시킨다. 고정관념은 어떤 집단이나 사회적 범주 안에 있는 구성원들이 가지고 있는 전형적인 특징에 대한 우리의 신념이다. 그래서 고정관념은 사회 속에서 사회화 과정을 통해 습득하게 된다. 결국 고정관념이라는 것도 사회화 과정을 통해서 형성되는 것이라고 볼 수 있다. 따라서 이와 같은 고정관념은 우리가 특정 집단범주에 속한 사람을 만났을 때 그 사람의 인상을 결정한다거나, 가지고 있는 정보가 별로 없음에도 불구하고 선입견이나 편견과 같은 것들을 만들어내는 요소로 사용되기 쉽다. 그래서 이 고정관념이 차별행동으로 이어지면 인종차별, 성차별, 노인차별 등과 같이 심각한 사회문제로 연결되는 것이다.

고정관념은 편견과는 다르게 긍정적인 것이 있고 부정적인 것이

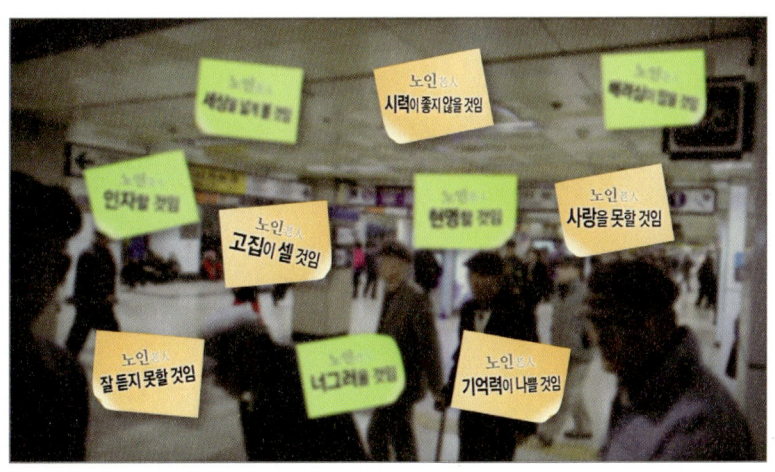

있다. 예를 들어서 '노인은 고집이 세다', '노인은 의존적이다'와 같은 것은 노인에 대한 부정적인 고정관념이다. 반면 '노인은 너그럽다', '노인이 되면 지혜롭다'와 같은 것들은 노인에 대한 긍정적인 고정관념이다. 그러나 앞에서 살펴본 대로 우리는 노인(노화)에 대해 긍정적인 고정관념보다는 부정적인 고정관념을 강하게 가지고 있다. 부정적인 고정관념은 늙는다는 것, 노인이 된다는 사실 자체를 부정하게 만들어 우리 모두가 가지고 있는 노화공포증을 더욱 커지게 만든다.

긍정적인 마음은
수명도 연장시킨다

 우리는 좀 더 천천히 늙기 위해 혹은 불가능하다는 것을 알면서도 늙지 않기를 바라며, 의·과학적인 노력을 비롯해 다양한 시도를 한다. 그런데 우리가 잊고 있는 것이 있다. 예전부터 어렵지 않게 들어왔던 '모든 것은 마음먹기에 달렸다'는 단순하지만 명확한 진리. 앞의 시간여행을 통해 살펴본 것처럼, 노화도 마음먹기에 달렸다.

 미국의 저명한 심리학자 마틴 셀리그만의 책 《긍정심리학》에 매우 흥미로운 연구 결과가 실렸다. 그 연구는 다음과 같다. 1930년, 미국 노트르담 수녀원의 원장 수녀는 새로 들어오는 모든 수녀들에게 자전적 에세이를 쓰도록 했다. 자신의 어린 시절과 학교생활, 그리고 종교에 귀의하게 된 사연 등을 담은 이 짤막한 에세이들은 그 동안 수녀원의 문서보관함에 보존되어 있었다.

70년이 지난 후, 그중 180개의 에세이를 연구진이 꺼내 읽고 정해진 규칙에 따라 분류한 후 작성자들이 몇 살까지 살았는지 조사했다. 에세이의 분류 방법은, 각각의 글에서 긍정적 단어와 중립적 단어가 포함된 문장의 수를 산출하여 글의 정서적 경향을 평가하는 것이었다. 첫 번째 유형은 행복이 가득 찬 글이고, 두 번째 유형은 담담하고 중립적인 정서를 묘사한 글이었다.

조사 결과, 긍정적 단어를 많이 사용한 그룹의 상위 25%가 중립적 단어를 많이 사용한 그룹의 하위 25%보다 평균 7년 정도 더 오래 살았다. 즉, 행복을 더 많이 표현한 수녀들이 담담한 중립적 표현을 더 많이 사용한 수녀들보다 장수했다는 의미다. 긍정적인 행복정서가 수명에 미치는 영향이 정말 대단하지 않은가!

이와 같은 결과는 마이애미 대학교의 수잔 교수와 예일대학교의 베카 레비 박사가 함께한 연구에서도 확인해볼 수 있다. 이들은 1975년 미국 오하이오 주의 옥스퍼드에서 노화에 관해 긍정적 혹은 부정적인 진술에 응답한 650명의 주민을 대상으로 수명을 조사했다. 실험 참가자들은 '점점 나이가 들어갈수록 만사가 계속 나빠진다', '나는 젊었을 때만큼 지금도 행복하다' 등의 진술에 동의하거나 동의하지 않을 수 있었고, 그 응답을 집계한 결과에 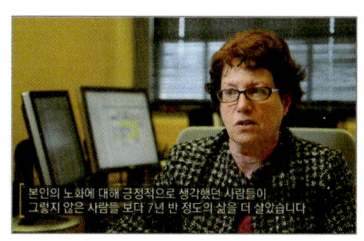 따라 이들을 건강과 노화에 관해 긍정적인 견해를 지닌 부류와 부정적인 견해를 지닌 부류로 분류했다.

설문 조사를 실시한 지 20여 년이 흐른 뒤에 실험 참가자들의 생존 여부를 확인해본 결과, 노화를 보다 긍정적으로 바라보았던 이들이 부정적이었던 이들보다 평균 7.5년을 더 살았다. 혈압이나 콜레스테롤 수치를 낮춤으로써 보통 4년의 수명이 연장되고, 운동이나 적정 몸무게 유지, 금연으로 1~3년의 수명을 연장시킬 수 있는 것에 비하면 무척 긴 시간이다.

> **수잔 교수** 〞 본인의 노화에 대해 긍정적으로 생각했던 사람들이 그렇지 않은 사람들보다 7년 반 정도의 삶을 더 살았습니다. 노화에 대해서 긍정적인 태도를 가지고, 노인으로서 건강한 삶을 사는 비전을 갖는 것이 스스로에게 운동을 하고 건강한 식단을 갖도록 동기를 부여하는 것이죠.

웃음이 평균수명을 늘린다

미국 웨인 주립대학교의 어니스트 아벨 교수는 긍정적인 마음이 수명에 미치는 영향을 연구하고 있다. 아벨 교수는 1950년 이전에 데뷔한 메이저리그 야구선수들의 수명을 지금까지 조사하고 있다. 야구선수 명부의 사진에 나타난 선수들의 표정을 세 가지로 나누고, 함박웃음은 3점, 부분적 미소는 2점, 무표정은 1점으로 점수를 매겨 선수들의 수명을 비교했다.

2009년이 되자 1952년도 야구선수 명부에 있던 분석대상자 중 150명이 사망했다. 사망한 선수들의 수명을 확인해본 결과, 무표정

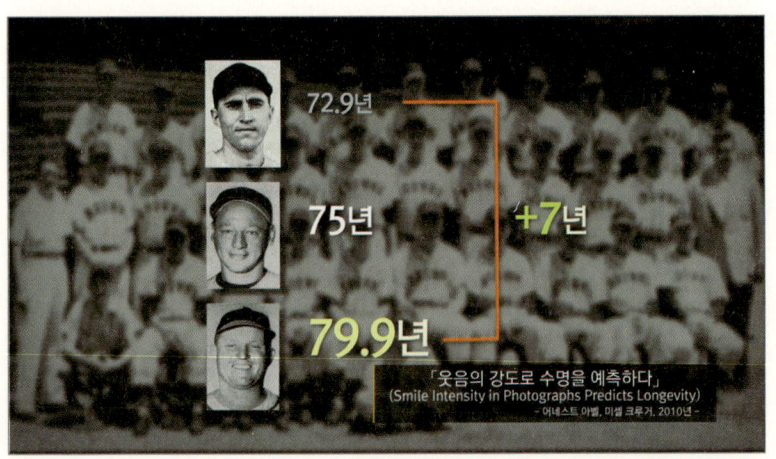

「웃음의 강도로 수명을 예측하다」
- 어네스트 아벨, 미셸 크루거, 2010년 -

이었던 선수들의 평균수명은 72.9년, 부분적인 미소를 띠었던 선수들의 경우 75년인 데 반해, 함박웃음을 지은 선수들의 경우 79.9년이었다. 무표정이었던 선수들과 비교했을 때 평균수명이 7년가량 차이가 났다.

아벨 교수 함박웃음을 지었던 선수들, 즉 3점짜리 미소를 지었던 선수들은 전혀 미소를 짓지 않은 선수들과 비교했을 때 평균 7년 정도를 더 살았습니다.

1979년에 세계 최초로 진행된 엘렌 랭어 교수의 〈시계 거꾸로 돌리기 연구〉에서도 참가자들의 변화는 일시적으로 젊어지는 것에 그치는 것이 아니었다. 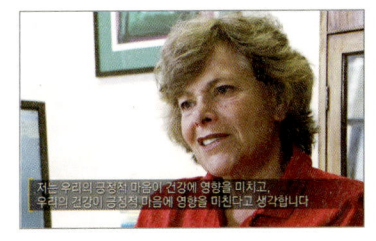 실험 실시 5년 후 실험에 참가한 사람들을 대상으로 사망률을 확인해본 결과, 비교집단의 사망률은 47%였는 데 반해, 실험참가집단의 사망률은 14%로 현저히 낮았다. 즉, 마음의 변화는 신체기능의 향상을 가져왔을 뿐 아니라 수명에도 영향을 미친 것이다. 엘렌 랭어 교수의 예상대로 마음이 어디에 있건 몸은 그곳으로 따라갈 수밖에 없는 것이다.

> 몸과 마음이 하나라는 사실을 기억하세요. 어디에 마음을 놓든지 신체 또한 그곳에 놓이게 됩니다. 그리고 그 결과로 다양한 일들이 나타나지요.

고정관념에서 벗어나면,
변화는 시작된다

세계보건기구(WHO)에서 정의한 노인은 '나이 65세 이상, 신체적·정신적 기능이 감퇴하는 사람'이다. 노인으로 분류되는 첫 번째 기준은 바로 '나이'다. 설령 신체적 기능이나 정신적 기능이 매우 양호하다고 해도 나이가 65세가 되는 순간, 그때부터 그 사람은 노인이 된다. 그렇다면, 오른쪽의 두 사진 중 누가 더 나이가 많을까?

이 두 사람 모두 46세 때의 모습이다. 그런데

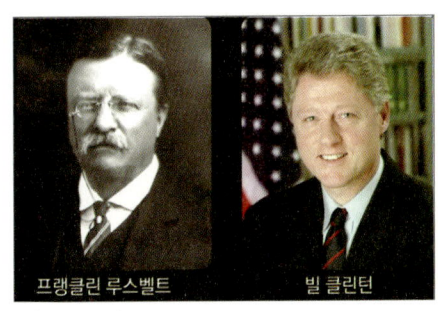

왜 루스벨트 대통령이 더 노인처럼 보이는 것일까? 20세기 초반, 루스벨트 대통령이 살던 시대의 평균수명은 48세였다. 그러나 지금의 평균수명은 80세에 가깝다. 같은 46세이지만 루스벨트 대통령은 당시 평균수명에 근접한 것이고, 클린턴 대통령은 아직 한참 먼 것이다.

과거의 노인과 현재의 노인은 다르다

과거와 비교했을 때 인간의 수명은 굉장히 많이 연장되었다. 이 때문에 수잔 교수는 현재 65세는 노인이 아니라고 말한다.

> 현재 65세는 노인이 아니에요. 제가 지금 그 나이쯤 되는데 전혀 늙은 것이 아니죠. 저는 노인으로 인식되는 나이나, 노인으로서 삶의 의미가 급격하게 변하고 있다고 생각해요.

정신건강의학과 임원정 교수도 이와 같은 의견을 가지고 있다.

❝ 실제로 우리의 신체 연령은 예전에 생각했던 것하고 다르거든요. 그래서 지금 사람들의 신체적 나이를 실제로 따진다면, 예를 들어 제가 지금 50살이라고 하면 곱하기 0.7을 합니다. 몇백 년 전의 35세의 건강 정도가 지금 제 건강이 되는 거죠.

즉, 과거의 노인과 현재의 노인이 다르다는 것. 비록 우리가 지금 노인에 대해서 가지고 있는 고정관념이 과거의 노인들에게 있어서는 일부 사실이었다고 하더라도, 현재의 노인에게는 더 이상 들어맞지 않을 수 있다. 그런데 고정관념이라는 것은 일단 한 번 형성되고 나면 잘 변하지 않는다. 특히 노인 인구 증가와 고령화 같은 인구 구성의 변화는 굉장히 빠른 시간 내에 급격하게 일어나는 반면, 고정관념과 같은 사고의 변화는 잘 일어나지 않기 때문에 이 둘 간의 괴리는 더욱 커질 수밖에 없는 것이다.

다음의 사진을 보자. 왼쪽이 우리가 흔히 보는 시력판이다. 아래로 내려갈수록 글자의 크기가 작아진다. 우리는 이 시력판을 보는 순간 '아래로 내려갈수록 잘 보이지 않겠구나'라고 생각한다. 그리고는 아래쪽의 글자는 보려고 노력하지도 않고, 안 보이는 것이 당연하다고 생각한다. 그런데 이 시력판을 거꾸로 하면 어떨까?

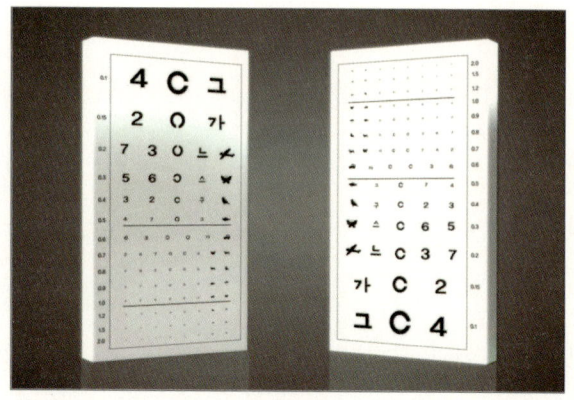

사진의 오른쪽 시력판을 보자. 아래로 내려갈수록 글자의 크기가 커진다. 이것은 우리에게 아래로 내려갈수록 잘 보일 것이라는 기대감을 심어준다. 그래서 실제로 기존의 시력판에서 측정하는 것보다 시력이 좀 더 높게 나온다. 이러한 기대의 효과에 대해서 엘렌 랭어 교수는 다음과 같이 말한다.

💬 우리의 기대는 자신감, 그리고 행복에 굉장히 중요하다는 것을 기억해야 합니다. 기대를 심어줌으로써(시력판을 거꾸로 함으로써) 사람들에게 이제 곧 볼 수 있을 것이란 암시를 주었습니다. 그리고 참가자들은 예전에 볼 수 없었던 것들을 보기 시작했습니다.

이처럼 우리가 가지고 있는 고정관념을 아주 조금만 수정해도 많은 변화를 경험할 수 있다. 이것은 노인, 노화에 대한 태도에도 그대로 적용된다. '2012년 한국판 시계 거꾸로 돌리기 실험'이 바로 노인, 노화에 대한 고정관념을 역이용한 것이다. '노인은 (힘이 약해서, 잘 들리지 않아서, 잘 걸을 수가 없어서, 눈이 보이지 않아서 등등) 스스로 할 수 있는 것이 없다'라는 고정관념을 '모든 일은 스스로 한다'라는 생활수칙을 이용해 수정했다.

그러자 참가자들은 일주일 동안 상황과 시간에 의식을 집중하기 시작하고, 통제력을 발휘해 다양한 일을 직접 해내며 행복감을 느꼈다. 그 결과, 자신이 생각하며 생활한 젊은 시절의 모습과 좀 더 가까워지는 가능성의 심리학이 실현됐다. 신체와 정신 기능이 향상되고, 흔히 말하는 '젊어졌다'라는 말이 실현된 것이다. 5명의 참가자들에게 나타난 변화는 그들의 일상을 바꾸기 시작했다. 무엇인가를 하고 싶다는 생각이 들게 했고, 할 수 있을 것이라는 가능성을 발견하게 했다.

신(新) 노인의 조건, 마음

우리나라의 경우, 지난 19대 대선 이후 젊은이와 노인 사이의 갈등의 골이 깊어졌다. 한 사이트에서는 노인의 지하철 무임승차를 놓고 찬반토론이 벌어지고, 최근에는 일자리 다툼으로까지 번지며 세대 간의 갈등이 더욱 심화되고 있는 양상을 보이고 있다.

유례없는 노인 인구 증가 속도를 보이고 있는 우리나라. 25세부터 49세의 핵심생산인구 약 3명이 노인 1명을 부양하고 있는 지금, 10년 뒤에는 2명당 노인 1명을 부양해야 한다. 2035년엔 핵심생산인구 1명당 노인 1명을 부양해야만 한다. 부양이 아니라 부담으로 변하고 있는 현재. 이제는 우리 마음속 노인에 대한 고정관념에서

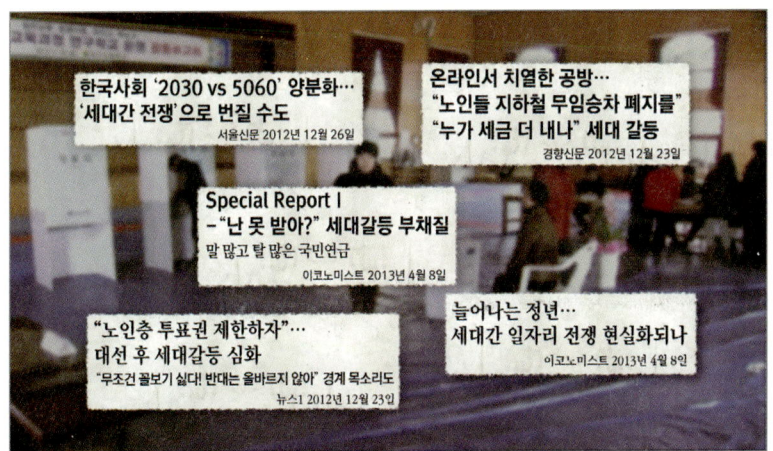

벗어나 새로운 노인의 조건을 만들어나가야 할 때다.

고정관념에서 벗어나기 위해서는 세대 간의 이해와 협동이 필요하다. 제작진은 서울대학교 심리학과 연구진과 함께 세대 간 이해와 협동의 중요성을 실험으로 확인해보았다. 실험은 청년만으로 이루어진 청년집단, 65세 이상의 노인들로 이루어진 노년집단, 그리고 20대부터 70대까지 다양한 연령으로 이루어진 집단, 이렇게 모두 세 집단을 대상으로 토론과 기억 과제를 수행하게 했다.

먼저, 답이 없는 두 가지 문제에 대해 각 집단별로 토론을 하도록 했다. 문제는 '부도난 남편을 돕기 위해 자신의 가게를 팔아야 하는지 고민하는 아내'와 '어린 나이에 남자친구와 동거를 하다가

임신을 하게 된 여학생'이 어떻게 하는 것이 현명할지 각각 10분 동안 토론해서 하나의 결과를 내는 것이다. 문제에 대한 답이 없기 때문에 현실을 반영한 합리적인 답변을 제시하는 팀이 높은 점수를 받게 된다. 세 집단의 답변을 제3자가 객관적으로 관찰한 결과, 다양한 연령으로 이루어진 연령 다양성 집단이 비슷한 연령으로 이루어진 두 집단에 비해 토론 과정에서 좀 더 다양한 의견을 내놓았고, 가장 현실적인 의견을 내놓았다는 평가를 받았다.

그다음 기억 과제에서 세 집단은 제한시간 동안 같은 그림을 보고 질문지에 O, ×로 답을 한다. 그 결과는 매우 흥미롭다. 청년집단의 정답 개수는 9개, 노년집단의 정답 개수는 단 2개, 그에 비해

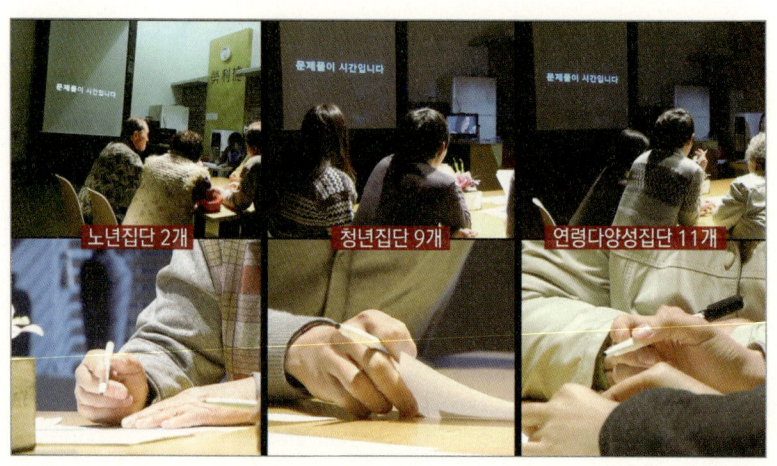

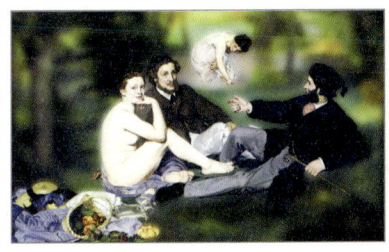 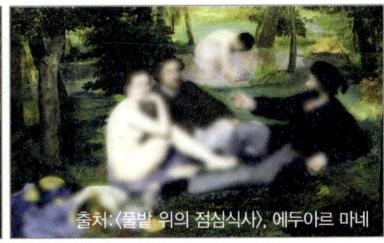

출처:《풀밭 위의 점심식사》, 에두아르 마네

■: 그림을 바라보는 청년의 시각(왼쪽)과 노인의 시각(오른쪽).

연령 다양성 집단의 정답 개수는 11개였다.

이와 같은 결과는 젊은 집단과 나이 든 집단이 어떤 자극을 봤을 때 자극에 주의 초점을 기울이는 부분이 다르다는 선행 연구들에서 그 실마리를 찾아볼 수 있다. 청년의 경우 그림 속 사물과 사람 등에 주의 초점을 기울이는 반면, 노인은 그림의 배경에 더 많은 주의 초점을 둔다는 것. 그래서 이렇게 서로 다른 시각으로 그림을 바라보는 연령 다양성 집단이 더 높은 수행 결과를 보인 것이다.

앞의 실험들은 비슷한 연령으로 이루어진 두 집단보다 다양한 연령으로 이루어진 집단이 더 효율적일 수 있음을 보여주는 것으로, 세대 간의 통합과 협동이 중요함을 보여주는 실험이다. 현대사회가 당면한 복잡한 문제를 해결하기 위해서는 세대 간의 통합과 협동이 매우 중요하다. 따라서 젊은 세대는 물론, 노인세대 스스로도 노인에 대한 고정관념을 수정하기 위해 노력하고, 그에 맞게 행동하려 한다면 세대 간의 통합과 협동이 그리 어려운 일은 아닐 것이다. 뿐만 아니라, 노인이나 노화에 대해 좋고 나쁨이 아닌 다양한 시각이 있음을 인정한다면 현재 우리가 겪고 있는 많은 문제들은 사라질 것이다.

노인을 위한 두 가지 시나리오

노인, 그리고 노화에 대한 우리의 시선은 어떨까? 또 어떤 시선을 가지고 행동하고 있을까? 엘렌 랭어 교수가 말하는 '할머니의 선반' 시나리오를 보자.

혼자 힘으로 집안일도 하고 자원봉사활동도 하면서 건강한 노년을 즐기고 있는 80이 넘은 할머니. 오늘도 어제와 같이 마트에 다녀와 장바구니를 바닥에 내려놓고 현관문을 연다. 이제 바닥에 놓아둔 장바구니를 들고 집 안으로 들어가면 되는데… 허리를 굽히는 순간 갑자기 통증이 느껴진다. 이 통증은 다음 날도 그다음 날도 이어졌다.
그렇게 며칠이 지난 뒤 딸로부터 한 통의 전화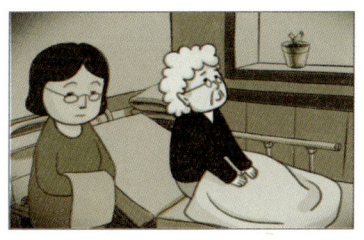
가 왔다. 할머니는 딸에게 허리 통증에 대한 이야기를 한다. 그러자 딸은 할머니가 이제는 스스로 무엇인가를 할 수 없는 상태가 되었다고 생각하고 급하게 요양병원을 알아본다. 다음 날부터 할머니는 밥까지 떠먹여 주는 도우미가 있는 요양병원에서 지내게 된다.

이번에는 조금 다른 시나리오를 생각해보자.

연일 허리 통증으로 고생을 하고 있는 할머니에게 딸로부터 한 통의 전화가 왔다. 할머니는 딸에게 허리 통증에 대한 이야기를 한다. 딸은 무엇이든 스스로 하는 할머니를 위해서 작은 아이디어가 필요하다고 생각한다. 그리고 다음 날, 할머니의 집 현관 옆에는 장바구니를 올려놓을 수 있는 선반이 생겼다. 오늘도 여느 날과 같이 마트에 다녀온 할머니는 장바구니를 선반 위에 올리고, 문을 연다. 그렇게 문을 연 할머니는 허리를 굽힐 필요도 없이, 선반 위의 장바구니를 들고 집 안으로 들어간다.

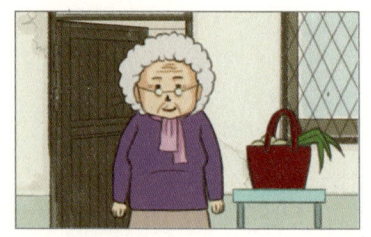

+Plus page

다음의 두 그림을 15초 동안 보고 제한시간 1분 안에 각각의 질문지에 ○, ×로 답을 표시해보자. 30세 이하의 청년집단과 70세 이상의 노년집단, 그리고 20대부터 70대까지 다양한 연령으로 이루어진 집단으로 그룹을 나눠 해보면 흥미로운 결과를 확인할 수 있을 것이다.

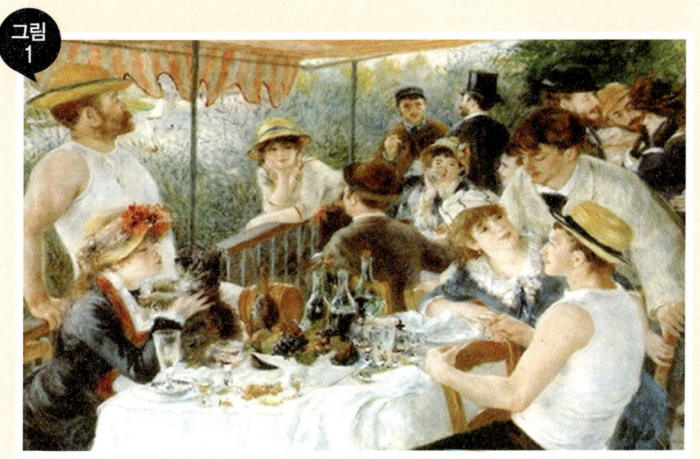

그림 1

● 그림1 질문지

1 식탁에 앉아 있는 남성은 모자를 쓰고 있다. (   )
2 그림의 왼쪽 배경에는 수풀이 우거져 있다. (   )
3 그림의 가장 오른쪽에 있는 여자는 밀짚모자를 쓰고 있다. (   )
4 식탁에 앉아 강아지를 들고 있는 여자의 모자에는 빨간 꽃이 있다. (   )

정답 : 1⇒○ / 2⇒○ / 3⇒× / 4⇒○

※ 제작진 실험 결과, 청년집단은 질문지의 1, 3번이 정답이었으며, 노년집단은 질문지의 2번만이 정답이었는 데 반해, 연령 다양성 집단은 1, 2, 3번이 정답이었다.

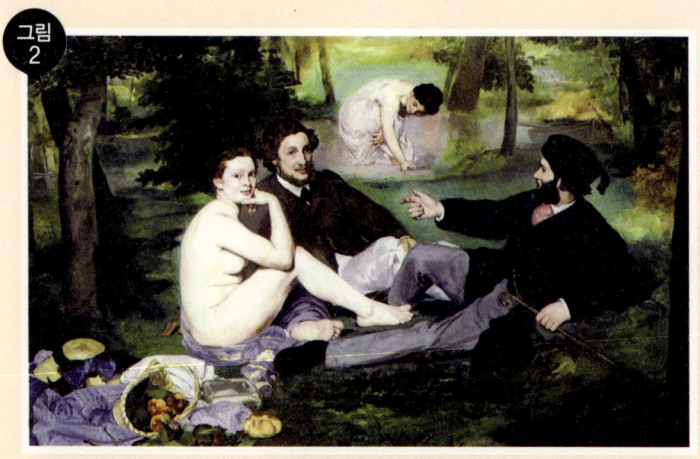

●그림2 질문지

1 그림의 오른쪽에 앉아 있는 남성은 모자를 쓰고 지팡이를 들고 있다. (　)
2 호수 건너편에 작고 희미한 집이 보인다. (　)
3 모자와 과일바구니가 놓여 있는 깔개에는 무늬가 있다. (　)
4 옷을 벗고 있는 여성은 깔개 위에 앉아 있다. (　)

정답 : 1⇒○ / 2⇒× / 3⇒× / 4⇒○

※ 제작진 실험 결과, 청년집단은 질문지의 1, 4번이 정답이었고, 노년집단은 질문지의 2, 4번이 정답이었는 데 반해, 연령 다양성 집단은 1, 2, 3, 4번 모두 정답이었다.

• 출처: 그림1-〈보트 파티에서의 오찬〉, 오귀스트 르누아르, 그림2-〈풀밭 위의 점심식사〉, 에두아르 마네

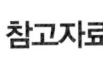

참고자료

- 김봉숙(1987). 노화단계에 따른 장년 및 노인의 신체상과 신체적 노화현상에 관한 연구, 이화여자대학교 대학원 석사학위논문
- 김선영(2009). 텔레비전 광고의 한·일 노인 정체성 비교, 한국사회학 제43집 제5호(2009.10) pp.133-169
- 박경란(2001). 노인에 대한 고정관념 및 태도, 인제논총 16,1(2001.2) pp.207-229
- 박상철 외 6인(2002). 한국인의 노화종적관찰 및 건강수준 모니터링을 위한 연구, 서울대학교 의과대학 체력과학노화연구소
- 박효정(2004). 고령화사회에서 노인에 대한 인식, 이화여자대학교 대학원 석사학위논문
- 신세니·조희숙(2009). 그림책에 나타난 노인 이미지 분석, 유아교육연구 제29권 제5호 (2009.10) pp.287-314
- 원영희(2006). 노인에 대한 사회차별 실태조사: 개인적 및 제도적 차별경험을 중심으로, 국가인권위원회
- 이순희·정승은(2010). 차별에 대한 노인의 경험, 사회연구 통권19호
- 이영숙·박경란(2003). 대학생이 인지하는 남녀노인의 고정관념 비교분석, 노인복지연구 통권 19호(2003, 봄) pp.83-108
- 이윤경(2007). 비노인층이 갖는 노인 이미지 연구, 한국인구학 30(2) pp.1-22, pp.1226-2986
- 최원희(2011). 노인 이미지에 대한 인식 연구: 이삼십대를 중심으로, 서울시립대학교 석사학위논문

- 최은주(2011), 장수집단의 telomere 길이 및 telomere 결합단백질 발현의 비교 연구, 고려대학교 대학원 박사학위논문
- 함은미(2007), 노인 이미지에 대한 세대간 차이에 관한 연구, 한남대학교 석사학위논문
- 홍현방(2009), 노인이 인식하는 노인이미지 탐색연구, 노인복지연구 통권44호(2009. 여름) pp.327-343
- 100세 시대 가족, 한국여성정책연구원
- 2008년도 노인실태조사-전국 노인생활실태 및 복지욕구조사-기초분석보고서, 보건복지가족부
- 통계로 본 베이비붐 세대의 어제, 오늘 그리고 내일(2010), 통계청
- EL Abel, ML Kruger(2010), Smile Intensity in Photographs Predicts Longevity
- Levy, Becca R.; Slade, Martin D.; Kunkel, Suzanne R.; Kasl, Stanislav V.(2002) Longevity increased by positive self-perceptions of aging, Journal of Personality and Social Psychology, Vol 83
- 《100살까지 건강하게 사는 100가지 방법 100세 혁명》, 마오싱 니, 부광, 2007년
- 《100세 건강 우연이 아니다》, 이원종, 중앙books, 2009년
- 《100세인 이야기》, 박상철 저, 샘터, 2009년
- 《고령사회 2018 다가올 미래에 대비하라》, 프랑크 쉬르마허, 나무생각, 2011년
- 《과학 한잔 하실래요》, 강석기, Mid, 2012년
- 《과학, 죽음을 죽이다》, 조너던 와이너, 21세기북스, 2011년
- 《나는 몇 살까지 살까》, 하워드 S. 프리드먼·레슬리 R. 마틴 저, 쌤앤파커스, 2011년
- 《나무》, 베르나르 베르베르, 열린책들, 2008년
- 《노인들의 사회 그 불안한 미래》, 피터 G. 피터슨, 에코리브르, 2002년
- 《노인심리와 사회》, Susan Hillier Georgia M. Barrow, 창지사, 2006년
- 《노화혁명》, 박상철 저, 하서, 2010년
- 《당신 참 좋아 보이네요!》, 루이스 월퍼트, 알키, 2011년
- 《당신의 인생을 이모작하라》, 최재천, 삼성경제연구소, 2005년

- 《더 오래 사는 시대, 무엇을 알고 준비할 것인가? 150세 시대》, 소니아 애리슨, 타임비즈, 2012년
- 《뜻대로 하세요》, 윌리엄 셰익스피어, 서문당, 1996년
- 《마음의 시계》, 엘렌 랭어, 사이언스북스, 2011년
- 《마틴 셀리그만의 긍정심리학》, 마틴 셀리그만 저, 김인자 역, 물푸레, 2009년
- 《모나리자 미소의 법칙》, 에드 디너 · 로버트 비스워스 디너, 21세기북스, 2009년
- 《사회 적응의 노인심리학》, 김동기 · 김은미, 학지사, 2010년
- 《세계 장수 마을 블루존》, 댄 뷰트너, 살림LIFE, 2009년
- 《세대 간의 전쟁》, 베르나드 스피츠, 경연사, 2009년
- 《영원히 사는 법》, 레이 커즈와일 · 테리 그로스먼, 승산, 2011년
- 《왓칭》, 김상운, 정신세계사, 2011년
- 《웰 에이징》, 박상철 저, 생각의나무, 2009년
- 《이미 시작된 20년 후》, 피터 슈워츠, 필맥, 2005년
- 《인간은 얼마나 오래 살 수 있는가》, 스튜어트 올샨스키, 궁리, 2002년
- 《인간은 왜 늙는가》, 스티븐 어스태드, 궁리, 2005년
- 《존 로빈스의 100세 혁명》, 존 로빈스, 시공사, 2011년
- 《존 로빈스의 인생혁명》, 존 로빈스, 시공사, 2011년
- 《천 달러 게놈》, 케빈 데이비스, MID, 2011년
- 《행복의 조건》, 조지 베일런트, 프런티어, 2010년
- 《회색 쇼크-고령화, 쇼크인가 축복인가》, 테드 C. 피시먼, 반비, 2011년
- 《Authentic Happiness》, Martin Seligman, FreePress, 2002년
- 《Counter Clockwise》, Ellen J. Langer, Hodder, 2009년
- 《Baseball Register》, 1952년
- 《Handbook Of Positive Psychology》, C. R. Snyder, OxfordUniv Press, 2005년
- 《Higher Stages of Human Development》, Ellen J. Langer · Charles N. Alexander, OxfordUniv Press, 1990년

도움 주신 분들

1. 엘렌 랭어 교수 / 미국 하버드대학교 심리학과
2. 어니스트 아벨 교수 / 미국 디트로이트 웨인대학교 의대
3. 수잔 쿤켈 교수 / 미국 마이애미대학교 노년학과
4. 서은국 교수 / 연세대학교 심리학과
5. 김민희 교수 / 한국상담대학원대학교
6. 김은미 교수 / 건양사이버대학교 심리상담학과
7. 심경원 교수 / 이화여자대학교 목동병원 가정의학과
8. 임원정 교수 / 이화여자대학교 목동병원 정신건강의학과
9. 유상욱 원장 / 성형외과 전문의
10. 유미 소장 / 아트포미 미술치료연구소장
11. 박상철 교수 / 가천대학교 의과대학 이길여 암·당뇨연구원
12. 최재천 교수 / 이화여자대학교 에코과학부
13. 오일환 교수 / 가톨릭대학교 의과대학 의생명과학교실
14. 정인권 교수 / 연세대학교 생물학과
15. 한경혜 교수 / 서울대학교 아동가족학과
16. 정해영 교수 / 부산대학교 약학대학
17. 김성수 교수 / 경희대학교 의과대학 활성산소연구센터
18. 정명희 단장 / 삼성융합의과학원
19. 김혜숙 교수 / 아주대학교 심리학과
20. 정태연 교수 / 중앙대학교 심리학과
21. 서울대 심리학과 성격연구실
22. 연세대 행복 및 문화 심리연구소
23. 한국노화학회
24. 식품의약품안전처
25. 강남시니어플라자
26. SK청솔노인복지회관
27. 분당 누리봄유치원
28. 서울 월곡초등학교
29. 하나고등학교
30. 가평고등학교 자원봉사단